なぜ「いい人」は心を病むのか

町沢静夫

PHP文庫

○本表紙図柄＝ロゼッタ・ストーン（大英博物館蔵）
○本表紙デザイン＋紋章＝上田晃郷

はじめに

この本のテーマは、他人との関係において傷つくことを恐れ、傷つけることを恐れて、「いい人」になってしまう結果、自分を見失い、自分の本音すらわからなくなるような状況を変革したいというところにあります。

「いい人」、それはすぐに人の立場を考えて気を使い、自分を犠牲にしてしまうようなタイプの人といえるでしょう。「ノーと言えない人」「真面目で純粋な人」「めんどう見がいい人」「謙虚な人」……。ひと言でいえば、やさしいのだろうと思います。そんなやさしい人たちが、心を病んで私の病院にもおおぜいやってきます。

彼らを見ていて一様に感じるのは、やさしさの裏側にひそむ「弱さ」です。というのは、自分が傷つけられたくないから人にやさしくするという、屈折した心理が見え隠れするのです。古今東西、やさしさは善とされているものです。少なくともやさしさを否定する文化はないと思います。しかし、そのやさしさの中身が問題なのです。自分は傷ついても、自分がよしとした主張を貫く強さを持ったやさしさを、彼らに身につけてほしいと願わないではいられません。

そしてまた、精神科医としての私がむしろ心配するのは、「いい人」といわれている人が、社会の片隅に身をおきながら「私はなまじ人がよくて、いい人間だから、かえって世の中でうまく成功せず、失敗ばかりなんですよ」などと弱々しく弁明してしまうことです。これは決して本来的に「いい人」の言葉ではありません。先に述べた人は、自己愛的憫《あわれ》みにすねているのです。このような「いい人」にこそ、うつ病や不安障害が多く発生するものなのです。

自分が弱いならば弱いなりの力で、堂々と外へ出てゆき、生きられる力、生きる技術、生き抜くストラテジー（戦略）を学ぶべきだと思うのです。

私たちは、本来自分の本性を曲げてまで生きるわけにはいきません。だからその点は自己主張しながらも、必要な妥協はして、生き方を探るのです。それが結局は人間の自己形成に必須の養分となり、結果的にその人が信用を得て人々の役に立つことになるのです。

だから、初めからしっかりした人間になろうとか、嫌われない生き方をしようなどとモットーを掲げる必要はありません。ただ自分の自然な心の流れを見つめてその本質に沿って生きる、それがすべてなのだと思います。

では、その本質とはなんなのでしょうか。それは、いろいろな人たちと話し合い、ぶつかり合っていくうちに見えてくるものです。それを避けて、ただ漫然と生きていても見えてくるものではありません。人とぶつかり合い、議論し合うということは、その人を鏡として自分を見ていることを意味します。そうすることによって自分がだんだん見えてくるわけです。

だから、ぶつかり合うことを恐れてはいけません。私たちは自分の本来性に忠実に生きようとすべきであり、そのためにはぶつかり合うことを避けて通ってはいけないこともあるでしょう。人とぶつかり合って本音で議論をしていけば、必ず抽象的ではない自分の本来性というものを肌で感じてくるはずです。

そのためには、いい意味での敵、ライバルを作ることが大事です。自分とは違う生き方をしている人をいつも念頭に浮かべ、その人と対話することも大事なペース作りです。敵、ライバルとはそういう意味なのですが、そうすることによって常に自分と彼の生き方を対比することができる。それが自分の生き方を作ってくれるのです。それは高級なる遊びだと思います。

現代は、そのぶつかり合いを避けることによって人間関係が希薄になり、人々のアイデンティティが弱体化しているところにさまざまな問題が噴出しているという時代です。だから傷つくことを恐れず、私たちは勇気を持って、人ないし願わくは友人と対話し、彼らという鏡を通じて自分を映し、アイデンティティを築き上げていかなければならないのです。このようなアイデンティティを築くことによって、私たちはしだいに強くなり、生きる自信と柔軟さを身につけるものです。

このようになると、自分の人生が喜びとなり、人を排除する強さではなく、人を受容する強さと温かさに満ちてきます。これが私たちにとって、理想の生き方だとしても、それを目標に生きていたいものです。

一九九九年二月

町沢静夫

なぜ「いい人」は心を病むのか

目次

はじめに

序章 「いい人」であることの不安と自信

第一章 「やさしさ」と「弱さ」の精神分析

第二章 心の病にかかりやすい性格

第三章 「こころの専門医」を訪ねる

第四章

傷つきたくない「いい子」の危機

第五章 「いい人」よりも「必要な人」となるために

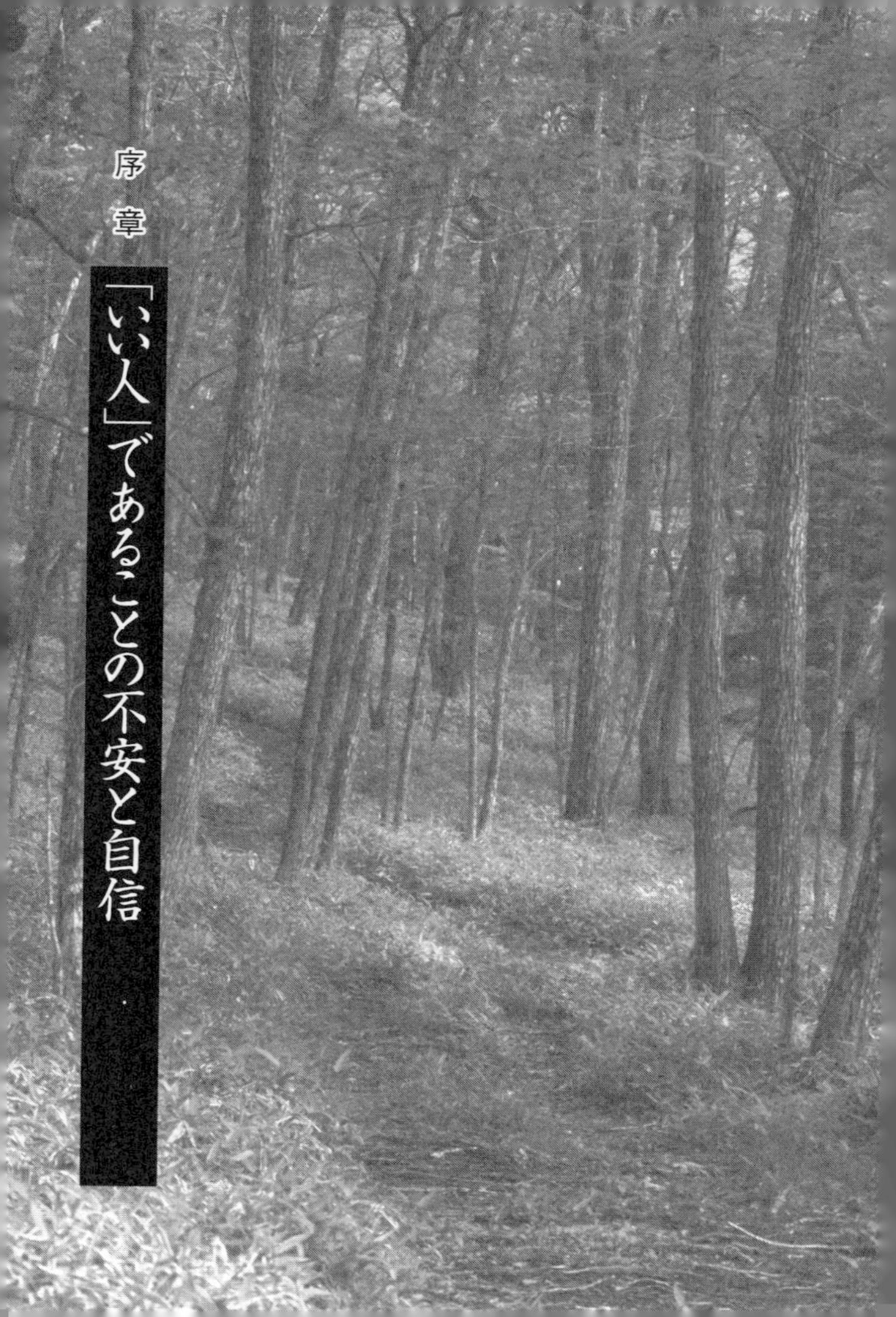

序章

「いい人」であることの不安と自信

◆まじめゆえに友だちづくりが下手な人

私の小さい頃は子供は皆徒党を組んで遊ぶものでした。そしてその子供たちは多かれ少なかれ悪ガキであったと思います。つまりある程度悪いことをすることが、その仲間になれる条件であったのです。

私は小さい頃から母親が倫理的に非常に厳しかったせいか、あまり近所の子供たちのように物を盗んだり、あるいは人をいじめたりなどということをする子供ではありませんでした。それでもグループの中に入って遊ぶことは何より楽しいものでした。ただ、彼らがいざ悪事をはたらこうとする場では、私はこっそりと隅に隠れて、それをしないように努めていたものでした。自分が彼らを批判できるほど強くはなく、それどころかどこの集団にも一人ぐらいはいる「泣き虫」だったので、悪いことをしないことでいじめられたくなかったからです。

しかしある時、ある店で万引きをしようということになってしまいました。私も無理矢理急《せ》かされながらその店に入りました。そして、私がただじっと見ていようとすると、友だちが「おい、お前も万引きしろよ」と急かすのです。

無理矢理万引きをさせられそうになった私は、やっとのことで逃げることに成功したのです。しかし、このような私の行為は彼らにとって偽善であり、普通の子供らしさではないということであったにちがいありません。いわゆる子供なりの基準からみれば、私が仲間にふさわしくないことが確認されたのです。何かというと私だけがそのグループの中で外れることが多かったものです。それでも他に遊ぶグループがあったわけでもなく、このような子供たちに囲まれながら、私は小学生時代を過ごしました。

そのようなわけで、小学校六年生になった時、私は完全に孤立し、同じ六年生の親分株の少年とその仲間六、七人のグループとは、いつしか別れてしまいました。また私はその頃から本が好きだったり、昆虫採集などが好きだったので、いっそう彼らからは遠い存在になっていたのです。

◆ケンカのできる子、できない子

ところがある日、私が彼らの遊んでいるところへ行き「おい、俺も入れてくれ。この辺でチャンバラごっこでもしないか」と言うと、親分株の少年から

「お前がここに来て命令したってだれも聞かないんだ。さっさとどっかへ行っちまえ」と言われたのです。私はもちろん静かに去ることもできたのですが、その時、今までの彼らの行為に対し、いささか腹立たしい思いが湧いてきました。それは少年的な悪さをすることで、その少年たちは特殊な結びつきを強め、良いことをしていれば外されるというシステムへの反発でした。

すでに小学校六年生となっていた私は、体もかなり丈夫になっていたので、初めて親分株の少年に向かい「この場所はみんなの場所でお前だけのものではない。お前が俺を拒否することはできない」と言い放ったところ、突然ガツンと殴られてしまったのです。

そうなってくると、もはや私も引き下がるわけにはいきません。自己防衛もあり、また悔しさもあって、夢中のうちに殴りあいの大ゲンカへとなったのです。ごろごろ転がりながら、お互いに懸命に闘っていたのです。

気がついてみると、私は彼の肩を締め付け、彼がまったく動けないようにしていました。もうすでに私の体力の方が彼を上回っていたのです。

そしてその光景を見ていた彼の家来のような少年たちに「お前たちも、俺に向かってくる気があるのか」と言うと、みな後ずさりしていったのでした。私はケンカに勝ったのはそれが初めてでした。そこには、なぜ正しいことをすれば排除され、悪いことをすれば仲間に入れるのかという長年の正義感の恨みがこもっていたように思われます。

◆"正直者は損をする"という思いこみ

これは私にとって忘れがたい少年期の出来事であり、それはまたその時代背景と地方の特色がからみあったものでした。

そして、もし当時の私が「いい子」「いい人」であったとするならば、私は「いい子」であることによって大変に損をしていたという印象を受けます。

しかし最終的に私はふつうの「いい子」「いい人」ではなかっただろうと思います。なぜなら私は、ケンカを売って相手が殴ってきた時に、今までの恨みを返すかのように必死に彼を押さえ込んだのです。そのエネルギーを爆発できたのは、決して私がひ弱な「いい子」であることに満足していなかったからだと思うのです。そのことによって私はさらにいっそう孤立し、友人は近所の悪ガキたちからではなく、学校の仲間に求めることになったのです。

「いい子」でいることは少なくとも私が生まれた地方の町では難しいことでした。したがって、その後、良くも悪くも「悪」の部分の仮面を身につけたのです。それによって中学校、高校に行ってようやく、いじめられることはなくなったはずです。さらに中、高校生になれば、勉強がよくできたり、スポーツがよくできたり、なんらかの取り柄があるという条件において「いい子」でいることが確保できるのです。しかし何も取り柄がないとしたら、「いい子」ということ、いじめられやすい、ひ弱なイメージが隠しきれないものでしょう。「人間も動物なんだなあ」とつくづく思う時があります。特に幼児期や少年期というのはそれが露骨に現れるものなのです。

私は母をある意味で恨んでいたように思います。つまり近所の仲間たちのように万引きをしてみたり、何か悪いことをすることによってグループに入ることができたはずなのに私はそれができない。つまりは母がそれをどこかで禁止していたために、私は仲間はずれにされていると思っていたのです。しかし小学校六年くらいになってみれば「正しいものは正しいのであり、いい子はいい子でいいのだ」という開き直りが十分できるようになっていました。

私自身のこの少年時代を考えてみても、「いい子」であるためには他方でまた強くなければならない、あるいは何か取り柄を持たざるを得ないというのが、子供の世界といえども現実的な問題だと考えられます。

◆武者小路実篤がえがいた「いい人」像

私は武者小路実篤の小説ばかり読んでいた頃がありました。彼の本にはあまりに「いい人」ばかり出てくるので、最初は感動して読みふけっていたのですが、ある日突然彼の本を読むのをやめてしまったのです。あの本のような「いい人」は私の周りにはほとんどおらず、要は彼のような貴族的世界にいるから、彼はそのように生きることができ、かつそのような小説を書けるのではないかと考えたからです。と思うと自分とのあまりの違いに彼の小説への興味は急に冷めてしまいました。

私はその後、ずっと「いい子」ではありませんでした。中学時代はみんなの中にとけ込むために、私はわざと「いい子」である側面を心の奥にしまって表面はふざけたり、時にはちょっとした茶目っ気を出したり、道化的な役割を演ずることで、いじめっ子たちや強い子供たちの仲間に入れてもらうための

「札」をもらっていたようです。つまり前に述べた「悪」の薄い仮面を身につけたのです。

その頃から私は部活のテニスに没頭しはじめ、精神的にも強くなり、かなり心の動き方が柔軟になってきたともいえます。ある意味でずるくなったといえるかもしれません。この辺の矛盾はいかんともしがたいことと今でも思います。つまり「いい子」であることをいったんやめてしまったのです。したがって普通の先生方からすると「勉強ができるのに何であんな馬鹿なことをするのだろう。ふざけてばっかりいて」という目で見られていたはずです。

今でいう学級崩壊のような形のものが我々の中学校でも時々見られたものでした。特に新任の先生をいじめて泣かせるということが、クラスごとのいわば儀式になっていて、泣かせないクラスは「なんてだらしないんだ」と言われる風潮がありました。

ある数学の若い女の先生が来た時、例によってみんなでいろんなからかいを投げかけていました。「年はいくつだ」「結婚しているのか」「彼氏はいるのか」とさまざまな質問を投げかけ、授業にならなくしてしまうのです。このように最初の授業は完全に成立しませんでした。しかし先生は泣くこともなく、淡々と時間が過ぎるのを待ち、そして時間がくるとともに教務室に帰っていったのです。その先生もなかなか立派なしぶとい先生だと我々も考えました。確かにその先生はどのクラスでも泣くことはありませんでした。

今から考えてみると、わずか二十二、三歳の女性であり、「あんなにやられたらたまったものではない」とつくづく思うのですが、それがその地方の中学校の習わしだったのです。これもある意味で「先生になるには強くならなきゃいけないぞ」という、よく取ればそのような慣習だったのかもしれません。

◆なぜ、わざとふまじめを演じるのか?

しかしその騒ぎはかなり続き、授業ができない状態が延々と一学期、二学期と続いたのです。いい加減もうやめた方がいいと私も思い、むしろそのようなことをすること自体煩《わずら》わしく思っていました。ただ、勉強ぎらいの生徒にとっては、授業をされるよりもまだ騒いでいた方がよいという状況だったのでしょう。しかし、そのうち騒ぐ時間はだんだん短くなり、授業の最初の頃だけになっていました。

そんなある日のことです。授業の最初の頃、多少私もいつものようにみんなで騒いでいたのですが、ふいに私の後ろから「あなたは勉強しようと思えばできるようになるのに、なぜ勉強しないの」と女性の声がしたのです。びっくりして振り返るとその女の先生でした。その言葉が私の胸をぐさりと刺したのは間違いのないことでした。なぜなら「やろうと思えばできるのになぜやろうとしないの」というのは私自身もどこかで気づいていたからです。「勉強やればいいのに。やればできるかもしれない」と思っていながらわざと、皆に同調してふまじめにしている自分をどこかで恥じていたのです。それをずばりと指摘されたことで、私はそれまでのように自《おの》ずからふざけられなくなってしまいました。つまり心の中にあった「いい子」とされる部分がそのまま前面に出されてしまったのです。

私は実際、その先生が私の心を見抜いていたと思い、その先生が怖くなるほどに尊敬できるようになっていたのです。そしてしかたなく、私は家に帰るとその先生の授業だけはちゃんと勉強するようになっていきました。やがて学年の終わり頃には、その先生が喜ぶような点数を取れるようになっていました。

しかし、点数がよければよいほど、人に言わないでじっと黙っておくのがいじめられないための賢い生き方だったのです。とはいえ、その先生が本当に明るい顔をして「あなたはほら、やればできたじゃない。こんなにできたじゃないの」と誉めてくれた時には、いい子の私、そしてまた純情で涙もろい私は涙が出そうなほど嬉しかったのです。それは自分が勉強ができるようになったということではなく、その「いい」先生の期待に応えることができたということが私にはとても嬉しかったのです。私は久しぶりに心ゆくまで「いい子」であり得たのです。

やがて二、三年経って、その先生が学校を去って行く時、私はその最後の日を静かに見つめ一人涙を溜めていました。その女性教師は私には憧れの先生になっていたのです。子供の世界では、このようにいい子で生きるのは厳しいことでした。素顔で生きることは容易にはできない、「いい子」で生きていたら危ない、時にはそれを隠さねばならない。このような生きるテクニックを学ばなければならないというのは残念であると同時にやむを得ない世界だったと思われます。

それを考えると今の子供たちの世界の方が、よほど単純にできているように思われます。「いい」「悪い」が仲間作りになんら関係がないのですから。また、母親や先生の保護が強いからです。

◆自殺未遂の女性と精神科教授の口論

これはまた大人になってからの話です。私の友人で今は内科医になった先生がいるのですが、彼が研修医を終えてある大学病院で、精神科の医局員になった時のことです。実際、その大学病院は彼ともう一人の助教授の先生の二人で病棟を切り盛りしていました。いわば彼のエネルギーと助教授の経験とがうまく噛《か》み合って、看護婦さんともうまく連携プレーができ、生き甲斐をもって彼は働いていたのです。

数カ月経った頃、自殺未遂で入院してきた女性を彼が担当することになりました。その頃、そこの教授は権威的な人であり、相変わらず「大名行列」と称される、研修医をつれ、学生をつれ、そしてまた医局員をつれて病棟を回ることをしていました。しかし、私の友人である彼は封建的な大名行列には加わらなかったのです。

その教授が、例によって大名行列をしている時に、彼の新しい患者である自殺未遂の女性のところに行き無神経にも、「どうして自殺をしようとしたの？」と聞いたそうです。彼女は死ぬか生きるかさまよいながらようやく目が覚めた、とはいえ、まだ精神的な苦しみを負いながら生きていたはずです。にもかかわらず、みんなの前で「どうして自殺をしようとしたの？」などと尋ねても、信頼関係がないので彼女の心の傷を癒せるはずがありません。

しかし、彼女は毅然としていました。そして、「私の主治医はA先生です。あなたに私の内面を語る必要はありません。こんな皆の前で自分のことを話させるなんてそれは失礼なことじゃないですか」と教授にくってかかったのです。教授はびっくりして、ともかくそんな経験は今までになかったので慌てていたそうです。

彼女は「こんなふうに一人ひとりに聞き回っているのは精神科ではおかしいはずでしょう。みんな苦しんでいて、内面は一人の信頼する先生に語ればいいのであって、何十人もの先生方の前で話すことではないはずです」と切実な思いをぶつけました。すると教授は怒りを抑えながら、「でもここは教育機関でもありますからね」と言って去ろうとしました。

しかし、ことはそれだけではおさまりませんでした。困ったことに彼女は教授が病室から出ようとした時、その出口の前で大きく寝そべったのです。つまり教授が出て行くには彼女をまたがなければならない状況になってしまいました。彼女は「あなたが正しいと思うなら私をまたいで行きなさい」と大声で叫んだのです。教授は困ってしまい、彼女の主治医である私の友人を「ちょっと君、急いで来てくれ」と電話で呼びました。

彼が行ってみると、教授は耳打ちして「あんなふうにして俺を通らせないようにしているんだ。これはボーダーライン（境界性人格障害）の患者のようだ。何かとくってかかるし、これ以上、荒れては困る。もはやこの病院にいてもしょうがない。どうにか今日のうちに退院させてくれ。頼む。必ずだよ」と伝えたそうです。

彼は最初何のことだかまったくわかりませんでしたが、婦長からことのいきさつを聞いてようやく「なるほど。彼女ならやるかもしれないな」と思ったといいます。

◆避けて通れない人間関係の摩擦

彼は、彼女の言うことにも一理あると思いながらも、教授の権威をむげに拒否できません。従って、彼女を退院させる方策を考えなければなりませんでした。そうしなければもっと騒ぎが大きくなることは目に見えていたからです。

彼は彼女に会い「君もやってくれるなあ。何かと騒がしい科なのに君はもっとその騒ぎを大きくするタイプだなあ。教授は困っているんだよ。君があんまりいろいろ騒ぐから。病棟も困っているらしいよ。どうする？」。

「どうするってここにいるわよ」

「でももう、教授がだめって言ったら、ここにいる君の居心地も悪くなるじゃないか。頼むから退院してくれよ」

「だってあの教授の方がおかしいでしょ。私の個人的な問題をみんなの前で喋るって、そんなことってあります？」と、彼も黙らざるを得ない状況になってしまいました。

ただ、彼は「頼むから退院してくれ。正直言って君の理屈はよくわかるし、君の方が正しい気がする。ただやり方があまりうまくないというだけだと思う」と述べ、「頼むからこれ以上言わないでくれ。そのかわり外来では君をちゃんと僕が診るし、ひょっとしたら僕はここを辞めて別の病院へ行くかもしれないから、そこでちゃんと君を診るからどうか退院してほしい」と懇願したのでした。かくて彼女は退院に納得してくれたといいます。

そのことで一件落着したわけではありませんでした。今度は教授と彼との間に摩擦が生じてしまったのです。彼は、彼女の言っていることはもっともなのに、教授はそれに対して精神科医としてちゃんと応えていないということに怒りを感じていたのです。

このようなトラブルにどう対処するか、特に彼女の言う論点そのものは妥当だと彼も彼のよき理解者である助教授も考えていました。したがって彼が自分の責任において彼女を退院させるかわりに、自分は辞めて責任を取るということはその教授への怒りの表明だったのです。かくて教授に「他に行くところがあるので、この大学病院は辞めます」と言ったのです。

このような彼の話を聞いてみると、「いい人」でいるためには、時に人間関係の摩擦を避けられないものなのです。

いろいろな見方に分かれるかもしれませんが、私には彼こそ純粋であり真の意味で「いい人」であった、また彼の患者こそまさに正当な抗議をしたものと考えられ、それに対して納得のできる回答をしなかった教授の方が問題であると思えます。彼にそう言うと「そうだよなあ。でも組織というものは必ずしも正しいか、正しくないかで動くものじゃないんだよな。この前もある精神科医、ほらほら例の作家にもなっているあの先生に言われたんだよ。『君はあの教授を怒らせたんだって？　あの教授は非常に品格が高く、研究熱心で有名な教授だぜ。それを怒らせるっていうのは君くらいなもんだよ』って笑っていたよ」と言うのでした。その先生はかつて例の教授と一緒に働いていたことがあったのです。したがって教授の表と裏の側面を十分に知っていたのですが、その作家兼精神科医の言葉は彼の心を突き放すものであり、自分の方が本当は悪かったのであろうかと迷わせるものでもありました。

しかし私は彼に「恐らくあの教授は自分よりも上の先生にはとても偽善的なまでに礼儀正しいんだと思うよ。名誉心も強いし出世欲も強いんだから」というようなことを言うと、「そうだよな。俺が悪いって言われても俺は納得しない」と彼も述べていました。

このように、その高名な作家であり精神科医である人、そしてまたそれを取り巻く多くの人から見ると例の教授が「いい人」であり、彼は「悪い人」ということになるのでしょう。しかし彼こそが芯の強い「いい人」であったと私は信じます。その後彼は、内科に転じたのですが、いまでも患者に献身的な立派な仕事をしていることからもそのことがうかがえます。

◆正しいことを貫ける強い人

さて、このようなケースで一体「いい人」「悪い人」はだれであるかということは恐らく読者の方もわかることと思われます。世間では「いい人」が必ずしもうまく生きられるものではないことは、大人ならだれもが知っていることです。しかし一人でも強い信念を持ち「正しい」と思うことを貫ける人が増えることが、世の中を良くしてゆくことは確かでしょう。

恐らくこんな例は世の中に山とあるにちがいありません。そして表面だけで人を操作するうまさ、媚《こ》びを売るうまさ、上にはぺこぺこし下にはきつい嫌な上司、そうした人がたくさんいるのはだれでもがよく知っているはずです。実力がないのに出世していくのは大体そんなタイプの人です。

しかし、本当に上に立つ人はこのような戦略だけで上に立って欲しくないものです。本当に人の心がわかり、しかも実力ある人が上に立たない限り、私たちの社会の効率はきわめて悪いものになり、またモラルも秩序も崩れてしまうものと考えられます。

◆「いい人」「悪い人」という区分けで人間は語れない

「いい人」「悪い人」という二分法で人間を考えるのはそんなに簡単なことではありませんし、あまりに単純化しすぎるのも危険です。「いい人」というものを、何も嘘をつかず、諍《いさか》いごともまったく起こさないような人だと考えてしまうと、その純粋さが単純さと結びついて周りの状況が読めない、あるいはバランスを考えることができない人になってしまいます。これは決して「いい人」として誉められるものではありません。もう少し世の中のことを知って、それにふさわしいバランスのとれた行動や思考をするべきです。

「いい人」として振る舞うということは、それが社会的に一つのアクションとして動けるほどのエネルギーと自己主張できる強さ、人に批判されてもそれに動ずることなく淡々と正しい批判は受け入れ、間違った批判は軽く流すといった知恵をそなえていることです。単純に「いい人」で生きることは現実には難しいのです。私たちは「いい人」「悪い人」という概念を超えて、自分の良心に従い、この世の中でできるだけ創造的に生き、できるだけ多く楽しみ、できるだけ多く学び、できるだけ多く何かを考え、先を考え、全体的視野で生きていくことが必要です。そういった生き方が我々に本当の生き甲斐を与えるものと考えられます。

かくて結論的にいうならば「いい人」「悪い人」という白黒の世界ないしは二分法で人間を考えることはいささか単純化しすぎているものです。当然「いい人」であることが望ましいとしても、その中身はきわめて複雑であり「いい人」「悪い人」で人をみる二分法には用心しなければならないと思います。

私の観察では、「いい人」であることをもって「私は弱いから、私を攻撃しないでください」と身を潜め、それがかえって心の病に陥る原因になるのです。彼らには「いい人」だからこそ人の役に立つことをし、そして自分の幸福のためにも役立つことができるというたくましさや生きる技術を身につけてほしいと願うものです。それによって「いい人」つまりは「弱い人」ということから離れていかねばならないと考えるのです。

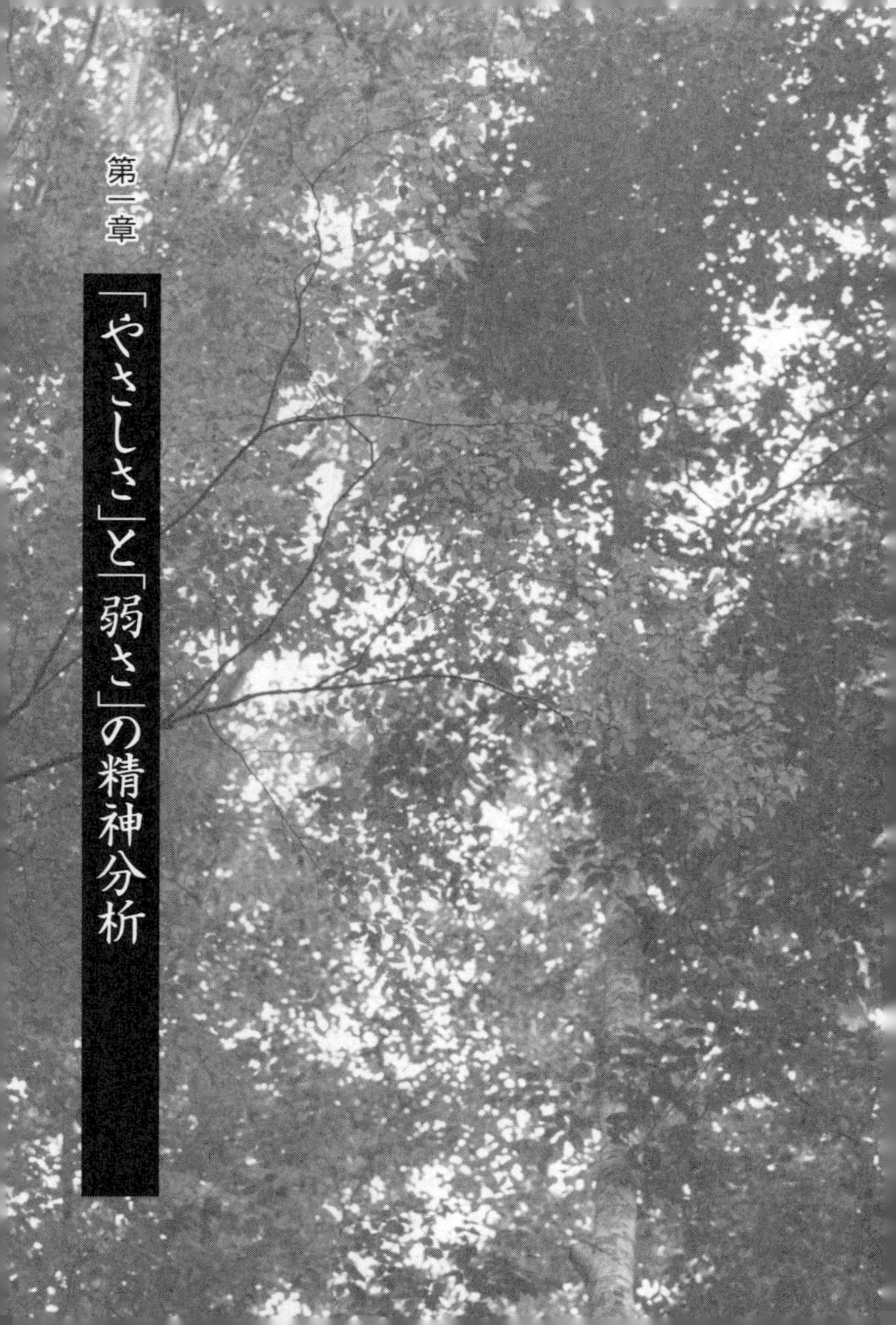

第一章 「やさしさ」と「弱さ」の精神分析

◆ほめられ続けて育つ「いい子」の危険

狂気とは突出したところにあるように思えるでしょう。あるいは人知れず人と人の暗闇の中にまったく姿を隠していると思う人もいるかもしれません。しかし、心の医療現場にいる私たちから見ると、身近にいるごくごく一般的な人々（そういう言い方が成り立つのかどうかは別として）のなかにこそ、心の病に悩み、援助を必要としている人がおおぜいいることを実感せざるを得ません。多くの悲劇や心の病気は確かな割合で間違いなく、だれにでもどこでも見られるものです。

特に、従来はプラスの意味でいわれていた「いい人」「純粋な人」「まじめな人」というようなタイプの人々に、それが非常に増えているように思えます。そこでこの章では、社会のなかで突出した特殊な例ではなく、私たちの身近にいる「いい人」たちがいまどのように苦悩し、またどのように救われなければならないのかを探ってみたいと思います。

「いい人」とともに「まじめな人」という言い方もあります。ちょっと前までは、最高のほめ言葉だったのではないでしょうか。最終的に出世できるのも、お見合いをして金的を射止めることができるのも「まじめな人」でした。ところが、今日ではその意味がだいぶ変わってしまったようです。つまり、「まじめ＝融通のきかない人」というニュアンスが付随したのです。今の時代は「まじめ」であると共に時代に見合う臨機応変さが要求されているのです。

確かに、人間の知性というのはその場その場の状況をどう判断し、どう対応するかというところで発揮されるものです。それがほんとうのＩＱであり、最近ではＥＱともいわれているものだと思います。一般に、まじめな人といわれるような人々はＩＱが高くてよく勉強してもいる。しかし、残念ながらある状況でどう振る舞えばいいか、なにをすべきなのかという判断と対応に機敏な見通し、つまり生きた知性が欠けています。どうしてなのでしょうか。

「この子はまじめでいい子だ」とほめられ続けて育ってくると、まじめのなかに潜む一本調子さを修正するチャンスを失ってしまうのです。まじめで勉強のできる人がほめられっぱなしで成人してしまうと、あとで自分の能力の限界にぶつかってほめられるということがなくなったとき、まじめ一本調子で進んできた自分に修正がきかず、心に齟齬《そご》をきたしてしまうというわけです。

「自分はただの人だった。いや、ただの人どころか単なるおばかさんだった」と自責し、ほかに行きようがなくなって不登校になったり、家庭内暴力に走ってしまう例はたくさんあります。またそこからまったく逆方向に非行に走る青少年もみられるものです。特に有名受験校ほどそれがみられます。

これがまじめでも勉強ができないというような子の場合、当面、壁にぶつかり悩みます。しかしやがて、勉強ができないことで自分の能力を多面的にみられるようになると、どことなく自由な自分が認められるようになります。「この成績はなんだ。おまえ、いいかげんにもう少し勉強しろ」などと言われて、「どうしたらいいんだろう」と悩んで苦労をする。すると、「じゃあ、ぼくはスポーツでがんばってみよう」などといろいろと試行錯誤して世間の波にもまれます。そして問題に対応する多様な能力を身につけ、しぶとさが備わってくるのです。したがって、まじめで勉強のできるいい子というのはいったん壁にぶつかると逃げ場を失い、たいへん危険なものを持っているという逆説は成立するといえます。

「いい人」も「まじめな人」も、その心の裏にはだれからも好かれたい、嫌われたくないという気持ちが働いているものです。そのような気持ちに突き動かされて他律的に「いい人」や「まじめな人」を演じてしまうと、結局は自己を失ってしまうことになります。それよりも、私は私、私は正直に自分のペースで生きるということの方がずっとたいせつです。つまり他人の評価に依存し過ぎないということです。

私自身のことを例に出しても、患者さんに「いい先生ですね」と言われたくてやっていたら仕事になるわけがありません。私の職業は精神科医ですから、嫌われてもその患者さんが治ればいいと思っています。事実嫌われっぱなしなどということは日常茶飯事だし、それでめげていては仕事になりません。人からどう思われるかなどということは二の次三の次で、自分の理念を優先しなければ結果的に患者さんを傷つけてしまいかねないのです。

人に嫌われるのではないかと思うことはつらいことですが、私たちだれもが越えなければならないハードルなのです。

◆偽善者と呼ばれた婦長さん

だれからも好かれたい、嫌われたくないという心理は、ある意味でその人の本音を隠蔽《いんぺい》してしまうことにつながります。本音を隠して建前だけで人と接すれば、人間関係も薄っぺらになってそこから得るものを失うことになりますし、自分を虚構の殻に押し込めるわけですから心のなかにも無理が生じ、精神的な病の原因になる場合さえあります。

たとえば私たちのような仕事に携わっていますと、結果的に患者さんに対して本音を隠してしまい、信頼関係を損なうなどという事例も見られます。

私がかかわっていた病院に、ボーダーライン（境界性人格障害）と呼ばれる病状の若い女性が入院していました。その女性が、私に病院の婦長のことをあしざまに言うのです。

「あの婦長さんは、人前では『私はあなたのことをよく考えているのよ。だからがんばって』などと言うけれども、心のなかでは正反対で、早く退院してくれればいいと思っているのよ」

その病院は、いわば心を癒す場所です。そのような場で本音と建前が入り交じっていたのでは治療の意味もありません。そこで私は婦長と会い、彼女の言葉を伝えました。

「彼女はね、きみのことを偽善者だと言っているんだ。表では取り繕って、自分のことを考えてくれているなどと言っているけれど、本音は自分のことを嫌いで嫌いでしょうがないんだと。それが見え見えだと言っているんだけど、きみ、どう思う？」

するとと、婦長はこう答えました。

「私は婦長として患者に責任を持たなければならない立場ですから、もちろん治ってほしいと言います。でも、正直言ってあの子とは合わないんです。大暴れして騒がれたり、手首を切ったなどと問題ばかり起こされた日には、もうゲンナリします。はっきり言って嫌いです。好きになれないんです」

私は婦長に、その気持ちを彼女にそのまま言ってほしいと頼みました。心の問題を扱う病院で本音と建前が違っていたのではどうしようもない。せめて病院では本音を出し合い、嫌っていてもつき合える方法はなくはないし、お互いにわかり合うことが大事だと説得したのです。婦長もそれを了解しました。

そこで私は、婦長とその患者さんを私の部屋に呼んで会わせました。すると、婦長は彼女に向かってこう言うではありませんか。

「本音でも建前でも、私は心からあなたのことを考えているんです。実は裏の方で嫌っているなんていうことは、婦長としてありうべからざることです」

驚いたのは私です。私は婦長に一生懸命目配せして、「本音だよ、本音。ここは本音でいいんだよ」と伝えようとしました。しかし婦長は態度を変えません。婦長は、「いい婦長さん」になりすましてしまったのです。あとで患者さんの方が私のところにやってきて、「先生、無理はやめた方がいいですよ」と言っていきました。患者さんの言うことの方が的を射ていたのです。

私は婦長を別室に呼び、真意を問いただしました。するとまだ、「私は婦長ですから患者を守らなければならない。だから嫌ったりしません」と強情を張り続けています。私が「最初に言ったことと違うじゃない」と言うと、婦長は目から大粒の涙を流して泣き出しました。そして、「私だっていやなことはたくさんある。でも、婦長として義務でやらなければならないのです」と本音を言いはじめました。

「じゃあ、さっきなぜそのことを言わなかったの?」

「自分でもわからないんです。彼女を目の前にしたら、急に言えなくなってしまったんです」

「でも、彼女はきみが本音を言えないだろうことをちゃんと見抜いているんだよ」

私がそう言うと、婦長はまたどっと泣き出しました。そしてその後、二、三日休みを取ってしまいました。

私は婦長にもっと気を使うべきだったのでしょうか。でも、もしかすると、先の患者さんが人を信頼する気持ちを回復する貴重なチャンスだったのかもしれないのです。結果的に、この出来事は婦長の方を変えました。その後、婦長は本音で人に接しようと意識し、そのように努力するようになったのです。

この例は、人間の心の奥には好き嫌いという感覚があり、そう簡単には変えられないものだということを示しています。そして、私は時にそれを相手に伝えてもいいと思っているのです。

「私はあなたをほんとうは好きになりたい。でも、どうしても好きになれない気持ちがあるんです」と。そう言えれば、相手も「自分もそうなんだ」ということになって許し合えるし、人間には限界があるんだということを知って共感し合える場合もあるのです。限界を知ることは、ある種のやさしさを生み出します。「ほんとうはあなたを好きになれないんだよ」という本音がやさしさにつながっていくという逆説が、ここには成立するのです。

私自身、「先生、私のことを好きじゃないんでしょう」などと患者さんから言われることがあります。そんなとき私は、「そう言われるとそういうところがあるんだよな。自分でも不思議なんだが、好きになろうと思っても、どこかできみを受け入れない部分が出てくるんだ。そのことについては悪いと思っている。人間として、ぼくも度量が狭いんだね。でも自分なりに誠実にきみに接しているつもりだ」と言うように努めます。そして、そう言えたときに患者さんは私の正直さを認め、許してくれることが多いものです。好かれよう、好かれようなどと思って患者さんと接していたら、それは偽善だし治療効果はまったく現れません。正直になることができなかったら治療者とはいえないと思います。

◆「私はあなたが嫌い」というジレンマ

無意識で本音を隠し、建前で接してしまいやすい例に母子関係があります。母親がほんとうは子供を嫌っているのに、親であるがゆえにそれを隠蔽してしまうわけです。

「お母さん、ほんとうは私を嫌いなんでしょう」などと言われると、「私はあなたを産んだ母親なのに、なんで嫌いだなんて思うの。考えてごらんなさい。毎日食事を作ってあなたが学校に行けるように準備して、あなたのことばかり心配しているのに、どうしてあなたを嫌うなんていうことがあるの？」などと答える。しかし、ほんとうは心の奥底で愛せないジレンマに悩んでいることはあるのです。それが人間の不思議なところで、だから態度や行為のなかにしょっちゅう悪意が出てしまうのです。

こういう場合、いつかは問題が表面化するものです。だから、いつかは自分のほんとうの感情なり感覚なりを正直に表出して、それでもなおかつ好きになろうと努力していることをわかってもらうようにすべきです。

もちろん、タイミングも考えずにのべつまくなし本音を出していたら、他人とぶつかってばかりいることになります。たとえば会社のなかで、上司が部下に対して、あるいは部下が上司に対して、「おれはおまえのことは嫌いだ」「私もあなたが嫌いです」などとやり合っていたらたいへんです。その点は職業にもよるのでしょう。ものを生産する仕事と人間を相手にする仕事とでは、当然本音を出すべき場合が違ってきます。ものを生産する会社で、「企業社会は本音が重要だ」などと熱意を込めて言っていてもしかたがありません。それよりも、生産効率を上げる人物の方がたいせつになるわけです。「あの人は本音で人と接するいい人だ」などと言われても、会社をつぶしてしまったらどうにもならないわけですから。

したがって、本音を出すのにもTPOというか、自分が置かれている「場」というものを考えることは大事だと思います。ものを生産する会社に勤める人も、別の場では本音を出すことも必要になるでしょうし、人間を扱う職業の人もタイミングは計らなければなりません。

たとえば教育者や精神科医の場合ですと、生徒や患者は先生の本音をすぐに見分けるものです。そのことに気づかず単なる理屈や事実だけで終始しようとすると、生徒や患者は離れていきます。そこに必要なものは論理ではなく、ある種のヒューマニティー、本音に裏打ちされた正直な熱意というようなものだと思います。これは顔にも出てくるものだし、教育者や精神科医の目の輝きにも出てくるものだからすぐにわかってしまうものです。

しかし、目が輝いているから人に好かれるというものでもありません。私の場合でいえば、驚くほど症状が改善して患者さんが退院していくとき、「こんな病院、もう二度と来ません。病人ばかりいて、ぼくも精神病だなんていわれて。ばかばかしい。屈辱でした。先生と再び会わないことがぼくの目標です」などと言われることがしばしばあります。

正直言って、すごく腹が立ちます。しかし、私たちの立場はそれでいいのです。本人が回復して成長していってくれればそれが私たちの最高の喜びなのであって、患者さんから直接「ありがとう」などという言葉が返ってこなくてもいいのです。もちろん、「そのくらい力強い気持ちになれたのはいいことだ。でも、きみがもっと成長したら、たぶんいまの言葉ではない別の言い方をするだろう」というほどの答えは返すようにしています。いわんや不十分な治り方の患者さんから感謝されるのはどこかみじめなものです。

そのように、私たち自身も「弱いやさしさ」ではなく、「強いやさしさ」を身につけようと努めているのです。

◆リストラされる立場、する立場が負う心の傷

大競争時代にあって、金融、官庁を中心として大リストラ時代が到来するのはやむをえない事態です。

そのような状況に伴って、私の診察室を訪れるサラリーマンたちも目立って増えてきました。そこには社会と個人の深刻な表情がみられます。心が異変をきたすという次元でみると、リストラはされる側だけではなく、する側にも大きな問題を投げかけているのです。

少し前にこんなことがありました。都心の一区域内にある会社の人事部の人たちが集まり、定例の昼食会を開いているのですが、そのあとの講演会の講師として呼ばれたときのことですが、講演会後の懇談会で、こんな会話を耳にしました。

「おたくは何人リストラやりました？」

「ええと、一万五〇〇〇人ですかね。二万人の目標には届かなかったけど、まあまあうまくいった方でしょう。アハハ……」

「いいですねえ。うちは規模が大きいものですから三万人を目指しているんですが、まだ一万五〇〇〇くらいしかいっていないんです。でも、必ず達成するつもりです」

「がんばってください」

私は信じられない思いでした。この人たちは、リストラされる人のことやその家族のことを考えているのだろうかと思いました。この人たちがかりに重役や人事部長だったとしても、彼らだっていつリストラに遭うかわからないのがいまの時代です。そんなにこやかな顔をして語り合う話題ではないじゃないかとたいへん腹立たしく感じたものです。

そしてその一週間後、ある会社の人事部の課長がうつ病で私の診察室を訪ねてきました。先の昼食会のメンバーとは違いますが、非常に有名な大企業の社員で四十二歳になるAさんという男性です。

話を聞きますと、Aさんは上層部の命令で全国の社員三万人のリストラを実施したそうです。すると、リストラされた社員の家族から連日電話がかかってきて、「どうしてうちの子がこんな目に遭うんだ。まじめにやっているのに」「うちの人はすべてを会社に打ち込んできたのに、それをクビにするとはどういうことか」「会社はいったいなにをしてくれたというんだ」と責めたてられたといいます。

初めのうちは、Aさんは「すみません。会社も生きるか死ぬかという状態なものですから」とか、「申しわけありません。私どもにはどうしようもできないのです」と平謝りに謝り続けていたのですが、やがて次第に会社に腹が立ってきたそうです。

——会社の重役たちは、自分たちが生き残るために低賃金の部下たちのクビをこれだけ切っておいて、自分たちだけのうのうとしているというのはどういうことだ。許せない。こんな会社辞めてやる！

そう思ったとたん、では辞めたらうちの家族はどうなるんだ。自分の再就職は……といろいろなことが脳裏に浮かび、うつになってしまったのです。

診察室でのAさんの話題は、自分の病気のことよりも会社のことが中心でした。

「景気のいいときは調子のいいことばかり言って、悪くなれば臆面もなく社員のクビを切る。結局は利益のことしか考えない会社だと失望しています。それはわかっていたのですが、いまさらながらこんなにひどいとはね……」

そう言って暗く沈み込むAさんでしたが、ところがある日、Aさんは突然元気になって私の前に現れました。そしてこう言うのです。

「先生、私、会社を辞めることにしました。自分で自分をリストラすることにしたんです」

「辞めることに決めたのはいいとして、きみ、どうしてそんなに明るいの？」

私の問いに、Aさんは胸を張って答えました。

「だって先生、三万人のリストラに比べたら、たったひとりのリストラじゃないですか」

「で、辞めてどうするの？」

「本屋をやりたいんです。昔から本が好きでしたから。もうからなくても食えればいいと思って。退職金で本屋を開いて、自営業でやった方がよっぽど楽しいと思って辞めることにしたんです。辞めるって言ったら、部長はびっくりしていましたよ」

Aさんはそれで吹っ切れて、うつ病も癒すことができました。そんなふうに、いまの社会はリストラする側にも大きなストレスを与えているのです。

しかし、なんといってもリストラされる側の方にうつが多いのはいうまでもありません。例をあげればきりがないほどです。

たとえばこんな笑い話のような例もあります。出版社の課長を務めていたFさんがリストラに遭い、臨時雇いになってしまったのです。Fさんはうつ病になった経過を振り返り、「管理職までやってリストラに遭うんですからすごい会社ですよね」と会社を批判します。しかしその怒りに元気はなく、「臨時雇いじゃ給料は知れているし、自分で新しい仕事を見つけなければならないんですがやる気が出ないし、苦しいですよ」とこぼしていました。

「さりとて死のうと思っても家族がいるし……」と眉間にしわをよせるので、私は「じゃあ抗うつ剤を出しましょう。これを飲んで少し元気になったらいいアイディアが浮かぶかもしれませんよ」と言いました。するとFさんは、「先生、抗うつ剤はいらないから仕事をください。先生、本を書くんでしょう。それを編集させてください!」。

Fさんの気持ちを考えると笑うに笑えませんでした。いまは新しい仕事を見つけ、うつ病も治って元気に毎日を過ごしているようなのでほっとしています。

◆「いい人」ほど生きるための戦略を持たない

通産省(現・経済産業省)のCさんも、一種のリストラに遭ってうつ病になりました。五十二歳でいわゆる「肩たたき」に遭い、ほかの民間会社への就職を勧められたのです。もちろん大手の会社ですし、五十二歳で役所を辞めれば退職金も普通より多くもらえるのですから、前のFさんなどに比べればはるかに恵まれているといえるのでしょうが、当人はがっくりきていました。「自分はその程度にしか見られていなかったのか。非常に悔しい」と言って首をうなだれているのです。

このくらいの年齢になると、うつ病を治そうと思って「うつ」にだけ焦点をあててもなかなか効果は得られません。Cさんは自尊心を傷つけられたのです。だから、ほかの人よりもまだましだというのもCさんにとっては見当違いな意見です。Cさんにとってたいせつなのは、どうやって自尊心を立て直すかということなのです。この場合それができればうつ病は治るのであって、薬だけではだめです。

Cさんは、家庭に視点を移すことによって自分を取り戻していきました。あるとき、自分が仕事人間でいかに家庭を忘れていたかということをつくづく思い返したといいます。官僚の肩書がはずされて一個人になり、家にぽつねんとしていたときに、家族がCさんを励ましてくれたのです。妻は、

「お父さん、そんなのなんでもないじゃない。いまはリストラなんてあたりまえなんだし、月給が減るわけでもないんだから気にすることないわよ」

「私たちは全然気にしていないわよ。お父さんがなになろうと私たちのお父さんだし、ずっとりっぱだと思っているわ」

と言いました。

そう言われて、Cさんは初めて家族のありがたさがわかったといいます。いままで自分は家庭に背を向けてきたけれども、自分を最後に支えてくれるのは家族なんだということがわかり、また家庭中心に家族とともに生きるということの楽しさを知り、自分の生き方が見えてきたというのです。

「勧められた会社には行くけれども、もう会社人間にはなりません。出世なんてどうでもいい。もう懲りました。いい家庭を作っていきます」

三カ月ほどかかりましたが、Cさんはうつ病から回復しました。

AさんにしてもFさんにしてもCさんにしても、彼らはみんな「いい人」です。無類のいい人だと思うのですが、彼らが世間的な意味合いで「出世」するのは難しいのではないでしょうか。なぜならば、彼らは生きていくためのしたたかさや戦略（ストラテジー）を持っていないのです。

逆にいえば、出世して有名になっていく人たちは生きていく上でのある種のうまさ、人の裏を読み、人の間をすり抜けていく戦術というか戦略というか、そういうストラテジーに長《た》けているといえます。

しかし、彼らが必ずしも人格的に優れているとは思えません。私は出世もできずにコツコツと努力して生きている人たちのなかに、「えっ、こんなに偉い人がいるのか」と思うことはしばしばあるのですが、出世を手にした人たち、大臣でも官僚でも経営者でも、または学者でも真に偉いと思う人と会ったことは意外に少ないものでした。その理由は、彼らのなかにストラテジーを見てしまうからだと思います。ある「高潔」とされる作家に人づてに講演を頼んだことがありましたが、その高い要求額を堂々と主張するのにびっくりしてしまいました。彼は現代合理主義者といえるでしょう。ましてや、あまり実力もないのにストラテジーだけで出世したなどという人は生きる上での美的バランスに欠けているのです。そこには虚無感が漂うはずです。

とはいえ、なんのストラテジーもなくてただ清貧で、不遇な扱いばかり受けてうつ病になっているのではしかたがありません。その意味では、この熾烈な競争社会のなかでの新しい「いい人像」というものを確立しなければならないのかもしれません。だとすれば、それは相手のストラテジーを読み取り、自分でもある種のストラテジーを持って世に出、それなりのことを他人や社会のために行う人ということができるのではないでしょうか。つまり、前にもいった「強いやさしさ」を持った人です。

◆離婚する夫と妻の言い分

先ほどのCさんの場合は、家族に危機を救われました。しかし、場合によっては、「いままで家のことなんか顧みなかったのにいまさらなによ」と、家族に突き放される人もいます。その場合、待っているのは離婚です。

女性の離婚率は、三十代から四十代が増加しています。育児に追われて夫や家のことなど考える暇もなかった時期を過ぎ、子供が小学校や中学校、高校に入って手がかからなくなったとき、フッと離婚が増えるのです。

E子さんの場合は、地方公務員の夫と離婚したいといいます。まじめに職場に通って給料はきちんと持ってくるけれど、気がついてみたらまったくおもしろくない人間だったというのです。「無口で話していてもつまらないし、人間として興味がないんです」と、とても辛口の批判が夫に向けられます。

でも、どうなのでしょうか。まじめで無口なことは結婚する前からわかっていたはずだし、それでもE子さんが結婚したのは彼が公務員で給料が安定し、聞こえもいいからだったのではないでしょうか。いわばブランドと結婚したのです。ゆとりができて夫の実態が見えてきたとき、ブランドと結婚した自分のことは棚に上げて夫の性格を責め、離婚ざたにするというのもいささか身勝手な気がしますが、この手の離婚も急増しているのです。素朴な「いい人」の落とし穴です。

それから、国際化の時代を迎えて、海外赴任から帰り、やっと家族でゆったりというときに離婚に至るというケースも増えています。外国で十年を過ごした商社マンのJさんは、海外滞在中はすごく仲のいい夫婦だったといいます。なにせ周りは外国人ばかりで友だちもいないものですから、ふたりで結束して相談し合いながらいろいろな問題を解決していたのです。子供もふたり作り、みんなで助け合ってバリバリと仕事をやっていました。

ところが景気が停滞し、会社も事業を縮小せざるを得なくなってその海外支店も閉鎖することになりました。そしてJさん一家は日本に帰ってきたわけです。すると、夫婦の間に微妙な変化が生じはじめました。奥さんが実家に帰ってばかりいて、Jさんの方に見向きをしなくなってしまったのです。子供を連れて実家に行き、何日も帰らないなどということもしばしばでした。それならここにいるべきだろう。それなのになんだ。実家にばかり帰って！」というわけです。それでも言うことを聞かない奥さんに、Jさんは暴力を振るうようになりました。「今日も行ったのか。けしからん。こんなやつだとは思わなかった」。そう言って平手打ちをくらわすJさんに、奥さんは感情むき出しになり、朝の出勤時になるとマンションの窓から顔を出し、「うちの主人は私を殴るんですよー！」と叫びます。Jさんは腹が立つやらあっけにとられるやらで、もう一度ぶん殴ってやろうかと思ったといいますが、また叫ばれたらたまらないので奥さんに好きなようにさせ、結局は離婚に至ってしまいました。

私はJさんと奥さんの両方を診ていたのですが、最後まで同時に会うということはできませんでした。もうお互いに末期的状態だったのです。そこで小学校高学年になる娘さんに意見を聞くと、「先生、うちのお父さんとお母さんは離婚した方がいいと思う。だって、ほとんど毎日ケンカなんだもん。それも殴り合いのケンカ。お父さんもお母さんも性格が直るわけがないし、私は離婚した方が楽だと思う」と言います。

その言葉で離婚は決定的になったのですが、彼らの十年に及ぶ海外の生活というのはなんだったのでしょう。たったふたりで外国に行って、助け合って子供ふたりをもうけ、支店を興して一時は家族で繁栄を喜んだのに、日本に帰ってきたというだけでもろくもすべてが崩れてしまった。

それはつまり、文化の違う人たちの間で生活するうちは自分たちだけで固まり、守り合わなければならなかったのです。自分たちの家を守るためには家族のまとまりが必須のものだった。ところが帰国するとその壁が取り払われ、お互いの素顔が露呈してしまった。するとたんに「こんなはずではなかった」と感じ、しらけてしまったということだと思います。厳しいときは家族はまとまりやすいものです。団結を必要とするからです。しかしホッとする気楽さが得られると、かえって私たちは自分勝手に動き出し、幸福すら破壊してしまうこともあるのです。「いい人同士」であったのは、外国という特殊環境だったからでしかないのです。

E子さんの場合にもJさんの奥さんの場合にも共通していえることは、はじめ夫の実態を無視して幻想を作り、その幻想との関係でいい奥さんやいいお母さんを演じてきたが、幻想が崩れたときに実態に直面して幻滅し、関係を保つことができなくなったということでしょう。

そのような離婚が急増しているということは、男女が冷静にお互いを見つめ合い、いいところも悪いところも含めて認め合って結ばれるというプロセスが欠如していることを意味しています。私たちは、好きなところも嫌いなところもあるのが他者であるし、好かれるところも嫌われるところもあるのが自分であるという認識ができる自己を確立しなければなりません。

私たちはますます、心の光と影の両面をみることが苦手になりつつあるようです。そして表面の見かけだけにひかれ、それでうまくいくと思うのです。しかし真の親密さの確立なしには人間関係は容易に崩れることでしょう。精神分析学者のエリクソンは信じられない部分も信じる大きな包容力を主張しました。影を包み込む光を育てることを主張したのでしょう。

◆かんちがいのやさしさ――不倫の実態

最近の症例で非常に多い男女関係に、「不倫」があります。初めはもちろん不倫などという言葉はおくびにも出さず、「憂うつでつらい」「死にたい」などと言って診察にきます。その後それからいろいろ話をしているうちに本音を言いはじめ、「実は不倫関係があって彼の子供を妊娠し、堕ろせと言われて堕ろしてしまったんです」とうつの原因を告白しはじめます。その人の場合は、親にも言えないし、結婚を考えても彼が家や子供を捨てることは不可能なことは感じ取っているようでした。

ところで、信じられないことに、彼女を私の診察室に連れてくるのはその不倫相手なのです。婦人科ならわかりますが、ここは精神科です。かつては不倫相手が病院にくることなどまったくなかったものです。昨今は平気でやってきます。

「どうして彼がいるの？」と尋ねると、彼女は「私をこうやって連れてきてくれるやさしい人なんです」「とってもいい人なの」と答えます。いい人なのだか困った人なのだか我々も困惑するのです。たしかにこの種の男性は比較的「いい人」が多いものです。いっしょになれないとわかりながら関係を断ち切れないその矛盾がうつ病を誘発しているんだということを説明しても、「でもやさしいんです。毎日携帯電話で連絡してくれるんです。そうしていつも話ができるので、うれしいんです。彼には奥さんがいて不便なところもあるけれど、月に何度もドライブに行ったりして楽しいんです」と言います。

これではまるで、うつ病を楽しんでいるようなものです。こんなときは、正直言って私も「あなたはうつを楽しんでいるのではないの」と言いたくなってしまいます。

彼らには現在しかないのです。今がよければよいということです。将来に期待しないのは青少年に多いものですが中年にもそれが広がっているようです。

◆不倫の末に自殺したある女性

次の例はB子さんです。ある一流の広告代理店にアルバイトに行っているうちに、その会社の社員と不倫関係におちいりました。会いたいときに好きに会うこともできないといってうつ病になり、私のもとを訪ねてきたのです。

アルコールを飲んで彼に会いたくなり、「いますぐ会いたいんだけど」と電話をすると「仕事中に会えるわけがないだろう」と言われる。すると、「ああそう、じゃあ死ぬわよ」と言ってその場で手首を切るということを何度か繰り返しているのです。

それでは清算すべき関係になっているのかというと、やはり病院にはふたりで来て待合室で仲よくおしゃべりをしています。とてもうつにはみえません。あるとき、B子さんは私に、「先生、とてもいい人だから一度彼に会ってくれない?」と申し出てきました。不倫相手に会えと言われてもこちらも困ります。

「きみ、いい人じゃないでしょう。きみのうつ病の原因なんだよ」と言うと、「まあいいじゃない。そんな堅いこと言わなくても」と押し切られてとうとう会うことになりました。

すると、彼は「先生、ちょっと彼女をはずしていただけませんか?」と言います。そこでB子さんに外に出てもらうと、彼は深刻な顔をして本音をもらしました。

「先生、私は彼女にいい顔をしていますけど、ほんとうは別れたいんです。でも、そんなこと言ったら自殺するだろうなと思うと怖くて言い出せないんです。お願いです。なんとかしてくれませんか」

やっぱり会わなければよかった、私はそう思いました。

「なんとかしろと言ったって、私はそういう職業ではありません。第一、そんなことはあなたたちふたりの問題じゃあないですか」

「しかし先生、死ぬか生きるかという問題なんですよ。なんとかしてください」

結局私はそういう役回りを断りましたが、その後B子さんは彼氏がいまの奥さんと別れ、自分と結婚してくれると信じ込んだようです。その果てに、やがて自殺をしたという電話が入りました。彼も一般社会では善良な「いい人」とみなされているでしょう。しかしその結末は、彼女を死に追いこんだのです。

◆真実から逃げていても心の病は治らない

もうひとつ、似たようなケースがあります。Yさんの奥さんがうつ病で入院してきました。うつ病はだいたい二カ月、長くて三カ月あれば治癒するのですが、この人の場合四カ月たっても治らないのです。おかしいなと思って探ってみると、やはり奥さんは不倫をしていたのです。結婚している者どうしの不倫でした。

奥さんは私に話したことでとたんに甘えたくなったのか、「彼はいまの奥さんと別れて私と結婚してくれるというんだけれど、真意がわからないんです。先生、彼の気持ちを探ってくれませんか。ほんとうに私と結婚する気があるのかないのか、まだ奥さんを愛しているのか、それを確かめてもらえませんか」と懇願してきたのです。それを聞いて、さすがに私は怒りました。

「きみ、なにを考えているの。私の職業は、きみたちの不倫の手助けをするような仕事じゃないんだよ。家庭裁判所に行きなさい、家庭裁判所に……」

当然彼女のうつはよくなりません。すると、こんどは夫のYさんが診察室にやってきて、怒りをあらわにしてこう言うのです。

「先生は、当初うちの妻は一、二カ月で治りますって言ったじゃないですか。それがもう四、五カ月たちます。ぼくはその間仕事をしながら子供のめんどうもみなければならず、困り果てているんです！」

私はこんなタイミングを逃してはいけないと思い、意を決して言いました。

「ご主人、あなたには、なぜ奥さんの病気が治らないかわからないのですか」

「え、どういうことですか？」

「奥さんは不倫しており、その処理がつかないものでいつまでもうつ病が治らないんですよ」

Yさんは仰天し、横に座っていた奥さんも絶句しました。

「おまえ、ほんとうか……？」

「ごめんなさい……」

「この問題は、おふたりでじっくり話し合って解決してください。ここから先は私の仕事ではございませんので、奥さんは明日退院してください」

私はそう言ってYさんの奥さんを退院させました。奥さんの不倫を隠し通していたらそのままずうっと進んでいくだけで、Yさん夫婦にとっても不倫相手の夫婦にとっても非常に不幸なことです。そう思って私はYさんに真相を知らせたわけです。

とても「いい夫」に残酷なことを告げてしまったのかもしれません。しかし真実で私たちは動くしかないのです。真実から逃げて病気が治るはずはありません。自分の責任で問題を解決すべきでしょう。病気だからといって医者を頼ってくる人の中には、時に病気に逃げて現実逃避をする人もいるものです。

かつては新たに好きな人ができたならば、つらくても前の関係は清算して出直すのがあたりまえでした。夫婦なら別れて結婚し直すとか、社内不倫ならばどちらかが会社を辞めるというふうに。

ところが、最近の不倫はいままでの関係は続けておいて、また新しい関係も楽しみたいという傾向が強いようです。結局、結婚という敷居が低くなって、いまがよければいいじゃないか、嫌いになったら別れればいいというレベルでいっしょになるために、別れるのも簡単だし、またそれならば結婚なんてしない方が無難だという風潮が強まって離婚やシングル志向が多くなっているのだと思います。

しかし、結婚するということは伴侶を選び取ることだし、つまりほかの異性を捨てることを意味するはずです。あちらもこちらもという欲望と、それが許されるように思っている甘えが多くの心の病気を形成しているような気がしてなりません。自分で解決できそうもないことは避けるべきでしょう。

◆退屈な時代が求める刺激の危険

つまり、彼らは自由の裏には義務があるということを忘れているのです。自由だけを満喫しようという生き方には、逃げと甘えがあります。人を好きになるという自由もあるが、好きになったらある種の義務も生じるのです。その義務に縛られるのがいやで他人と自分にうそをつく結果、心に矛盾が生まれて自己解決ができなくなり、病に陥るわけです。

現在、不倫経験のある成人女性は四割を超えているというデータがあります。結婚の敷居が低くなり、性のタブーがなくなったためにセックスがゲーム化しているのです。その意味では、不倫はもっともスリルのあるゲームになっているといえるでしょう。

言い換えれば、みんなが貪欲になっているのです。結婚していても、「自分の夫はいい人だけど、まだまだ自分の胸をときめかせるような恋もあるんだ」と思い込んで追いかけるのです。だから、「あの人はいい人だけど、私は彼の方にひかれる」という形で、前の人のことを決して悪く言わないで別れるパターンがよく目につきます。芸能界の記事などを見ていると、多くの離婚劇がそういう形になっているのではないでしょうか。

それというのも、戦後日本は経済的に急成長を遂げて物質的には豊かになったわけですが、そのように衣食が足りると、人間は冒険を求めます。金の冒険か事業の冒険か愛の冒険か、そういうものを求めるようになってしまうのです。

言葉を換えると、「退屈の時代」に突入したということです。前の時代の人に言わせれば、ぜいたく言うなということになります。すべてがそろっているのに、なんでおまえは不倫なんかするんだということです。

しかし人間はそうはいかない。家があり、ものもそろってご主人がお勤めに行って給料をもらってくる。なんの文句も言いようがない。でも、そこには平凡な日常への倦怠感や退屈感が残ります。そして退屈を避けるために不倫し、事業に手を出し、失敗したりするわけです。人間というものは、ストレスがなくなればわざわざストレスを求める存在なのです。極端な例をあげれば、退屈だから引き起こされる凶悪犯罪などというものも事実多発しています。

凶悪犯罪が多いのは、実はスウェーデン、フィンランド、ノルウェーなどの福祉国家なのです。自殺も同じです。自殺や凶悪犯罪が多いのは発展の遅れている国だというイメージがあるでしょうが、実はまったく違うのです。貧しい発展途上国は、自分たちの伝統や文化で共同体を支えなければ飢餓で滅んでしまいます。だから村意識も強いし家意識も強い。また子育てのモラルもきっちりしているから凶悪犯罪は起こりにくいのです。

一方、福祉国家は人間が満たされると、退屈と倦怠感に襲われるということを忘れていた。人間くらい脳が発達してくると、退屈とか倦怠感というのには耐えられないのです。脳はそれ自体の刺激を求めるのです。人間は物質的な満足を目指してきました。それが達成されれば心も豊かになると思っていたのです。

しかし、現代に至ってそれがまちがった大きな幻想だったということが証明されました。ものが豊かになれば、私たちは刺激を求めずにはいられないのです。その刺激がいい方向に向かってくれればいいが、悪い方向に向かえば不倫になり、自殺になり、凶悪犯罪につながっていくわけです。

ですから、ほんとうの福祉国家というのは、ストレスがない国ではなく、ほどよいストレスのある国なのではないでしょうか。私たちの歴史はものの不足に苦しみ、それに悩んできたプロセスですが、いま初めて、ものが豊かになったら人間はどうなるかという実験が神の手によってなされているのかもしれません。

いまの子供たちを見ていても、ほとんどものの豊かさを期待しているようには見えません。ではなにを求めているのかと問えば、とまどっているとしかいいようがありません。だからファミコンやパソコン・ネットワークに逃げ込むしかなくなっている。あとはママゴンにおしりをひっぱたかれて受験という勉強ゲームに走らせられているのです。彼らこそいまいちばん虚無感を抱いているのではないでしょうか。

では、どうやって彼らは自分の生きる道を見つけていけばいいのでしょう。親が見つけてあげればいいのでしょうか。そんなことをすれば、またゲームの押しつけの繰り返しです。大人の考えで子供は救えません。子供たちは、自分の活力で自分の生きる道を見つけていかなければならないのです。甘えから脱出し、突き放されることを受け止め、苦しんで自分の進むべき道を見つけるしかないのです。そのような力強い青少年たちの出現を望むと共に、そのような青少年が出現しやすい大人側の理解が必要でしょう。

第二章

心の病にかかりやすい性格

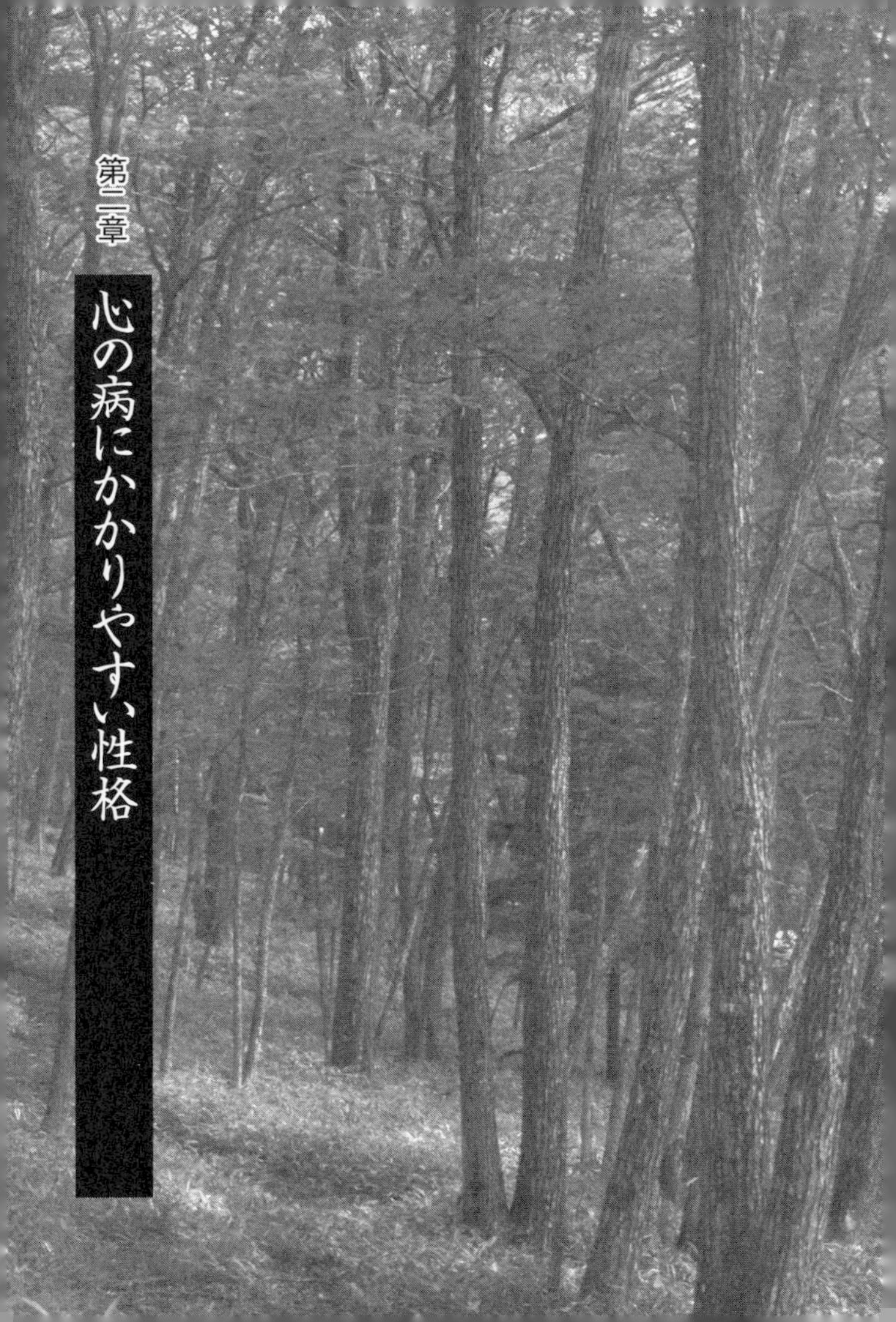

◆障害を呼び込む性格の分類

前章では、私たちを取り巻く社会環境が私たちにとっていかに危険に満ちているかをみてきました。職場も、家庭も、夫婦や親子関係さえもが私たちを心の病に突き落とす要因になりかねないのです。

特に「いい人」であろうとすると、その危険は増すばかりです。他人から嫌われたくないという気持ちがベースにあって、つい怒りを表せない人、「ノー」と言えない人、実直すぎる人、気の弱い人、寂しがりやの人などになってしまう私たち……。いったいどうやって自分を防御すればいいのでしょう。

そのためには、まず自分自身の性格を知るべきです。そして、自分の性格がどのような心の病に陥りやすいのかを知るべきです。そのうえで自覚的に自分の生き方や方向を選び取り、心の危険を回避するとともに充実した人生を築き上げなければなりません。

といっても人は十人十色、心の病の症状も千差万別です。どのような基準で自分の性格や陥りやすい心の病を知ればいいのか、途方に暮れるばかりです。

本当に「いい人」になるには自分の性格を知り、弱点を見つけ、それを少しずつ強さに変えていく努力をすべきでしょう。そうなればその人の心の世界はもっと広がり、人生を楽しむことができるのです。

◆DSM-Ⅳによる人格分類

「現在のかなり有効な性格分類」とは、全米精神医学会の監修による診断マニュアル、DSM-Ⅳの「人格障害」分類のことです。人格障害とは病的な性格を指してこう呼んでいるのですが、「性格」（キャラクター）という語があまりに通俗的な用語なので、「人格」（パーソナリティー）という言葉を適用していいます。人格という言葉は、性格や気質という要素を含めた広い概念です。

DSM-Ⅳは、WHO（世界保健機関）でもおおよそ採用され、わが国でも精神科医共通の診断基準となっています。ここでその診断基準を紹介し、精神病とそれに陥りやすい人間の性格を整理してみていきましょう。

DSM-Ⅳでは、まず精神的な病状を呈している「アクシスⅠ」と、人格の障害を表す「アクシスⅡ」に分けて考えています。アクシスⅠは、精神医学的

▶アクシスI（精神的な症状による分類）

精神病
- 統合失調症（分裂病）
- 器質性精神病

感情障害
- 双極性障害（二相性躁うつ病）
- 大うつ病（単相性うつ病）

かつての神経症群
- 不安障害（パニック障害・恐怖症・強迫性障害など）
- 身体表現性障害（身体化障害・心気症・転換性障害・疼痛性障害・醜形恐怖・自己臭恐怖など）
- 解離性障害（心因性健忘・多重人格・離人症など）
- 食行動異常（過食症・拒食症）
- 適応障害（ストレスで不適応を起こすがやがて回復する）

な症状によって内容を分類している項目で、図のように整理されます。

まず「精神病」とは現実と非現実を区別できない状態です。「感情障害」とはいわゆるかつての躁うつ病とうつ病を含んでいます。それともう一つは以前「神経症」という言葉でくくられていた病状群、つまり、アクシスIの不安障害、身体表現性障害、解離性障害、食行動異常などです。

アクシスⅡはその人の性格特性を人格障害として整理したものです。

ここで、この分類に従い、それぞれの病状の実態とそれらの病気にかかりやすい人格、またそれを避ける方法などについて考えていきましょう。

▶アクシスⅡ（人格の障害による分類）

- **クラスターA（奇妙で風変わりな人格群）**
  - 妄想性人格障害（猜疑心や嫉妬心が強く、被害妄想の傾向あり）
  - 分裂病質人格障害（自閉的だが、やや感情は鈍い。閉じこもって身を守っているような生き方）
  - 分裂病型人格障害（神秘的で妄想傾向をもっている。分裂病に近く、遺伝子も関与している）
- **クラスターB（感情が混乱する人格群）**
  - 反社会性人格障害（盗み、脅し、暴力等をなし、共感能力が欠如。崩壊家庭に多い。遺伝子関与の可能性もあり）
  - 境界性人格障害（いわゆるボーダーライン。衝動的、それでいて愛情欲求が強く、自立心が乏しい）
  - 演技性人格障害（自己中心的、演技的、感情の表現はオーバーだが深みに欠ける）
  - 自己愛性人格障害（自分は特別だと思い、そのように扱われるべきだと思っている。共感能力が欠如し、嫉妬深い）
- **クラスターC（不安が強い人格群）**
  - 回避性人格障害（自尊心が傷つきやすい。自分を受け入れてくれるところでないと行かない）
  - 依存性人格障害（自信・決断力がない。甘える。日本人に多い）
  - 強迫性人格障害（完全癖。細部にこだわる。規則遵守。まじめ）

◆うつ病にかかりやすいタイプとは？

まず、前章でも何度も出てきた「うつ病」からみていくことにします。

うつ病はアクシスⅠの「感情障害」に分類できる病気で、ひと言でいえば、「全体的に活力が低下する病気」といえます。ですから、うつ病は精神の病気とだけ考えるのはとても危険だと思います。なぜならば、心にだけ注意しているうちに肉体の方も弱まっていくからです。

この病気の特徴を、心と体の症状に分けてみてみましょう。まず心の症状を取り上げると、もちろん憂うつな気分に支配されているということがあげられます。それから不眠、疲労感、集中力の低下、興味の喪失などがあります。さらに自責感といいましょうか、「こんな自分ではだめだ。みんなに申しわけない」と自分を責めます。日本人に多いのですが、それが高じてくると自殺念慮につながっていきます。

身体疾患の方をみていくと、まず全身に違和感があります。食欲不振で体重が減少し、特に消化器系の病気を伴うことが多いようです。胃炎、胃潰瘍、十二指腸潰瘍、過敏性大腸炎などです。それから心臓疾患、狭心症や心筋梗塞なども併発します。

このように、うつ病は全身の活力が低下して身体疾患を併発するので、内科的な処置も必要となります。だから患者さんが精神科を訪れればうつ病だということはわかりますが、内科に行った場合、体の症状を訴えるしかなく、発見しにくい病気といえます。

うつ病になりやすいタイプといえば、まずDSM-ⅣのアクシスⅡ、クラスターB（感情が混乱する人格群）に分類されているものが多いものです。「境界性人格障害」や「自己愛性人格障害」の人をあげることができるでしょう。自己愛性人格障害というのは、自分だけ特別だと思い込みがちな人々です。自尊心が高く、いわば自分の背丈を超えているのです。

こういう人たちが現実にぶつかり、自分のほんとうの力に直面させられたとき、いやでも自尊心を低めなければならなくなります。彼らにとってそのショックは大きく、うつ病にかかってしまうのです。

さらにうつ病になりやすいのは、クラスターC（不安が強い人格群）に分類される「依存性人格障害」。アメリカではこれが一番にあげられます。自信がなくて人に依存しますから、人に受け入れてもらえないときにはうつに陥ります。

そしてアメリカでは二番目に、「強迫性人格障害」があげられます。これはひと言でいえば完全癖の人。仕事が好きで遊びをむだなことと考え、規則を守ることを得意とします。そして本音を出さず、きまじめに生きるタイプです。こういうタイプは、アメリカでは珍しくて人のなかで浮き上がってしまいます。仕事もするけど遊びもうまいのが価値とされている国で、まじめ一徹で遊びも苦手といったら、浮き上がって孤独になります。だからうつになりやすいのです。

ところで、日本では一般的に強迫性人格障害がもっとも多いと言われています。なぜなら日本人全体が秩序を好む完全主義者の集まりのようなものだからです。このような人格が当然うつ病になり易いのはアメリカと同じです。完全を目指しても決してそれに到達できるものではなく、それによって疲労を伴い、うつ病になる可能性が高いのです。

さらにうつ病になり易い人格障害は「回避性人格障害」だと言われています。この人格は自分を全て受け入れてくれないと人の中に入れず、またそういった人を避けるタイプです。

それで人間と人間の心の結びつきが不足し、人に脅え、うつ病になり易くなるのです。

◆自己卑下の顕著な人ほどうつ病になる

しかし、私の調査によると、日本でもっともうつになりやすいのは、すぐに自己否定的な気持ちになる人です。わが国では自己卑下が美徳とされています。それは儀礼的なものだと思うのですが、いつの間にかほんとうの気持ちとごっちゃになってしまい、うつ病になるのです。

二番目が対人過敏。対人恐怖というのと同じですが、人が自分をどう見るかということに異常に気を使います。人の評価ばかりを気にしていますから、心に安定感がなくなって疲れ果て、うつ病になるのです。

ですから、日本ではうつ病にかかりやすい第一位は自己卑下の傾向のある人。第二位は対人過敏の人。次が対人依存の人。そしてぐっと落ちて、四番目か五番目に完全癖。これが私の調査結果でした。

自己卑下の顕著な人は当然謙虚で立派な人となります。また対人過敏とは別の面からみると気配りがよいということで、このタイプも「いい人」と誉められるでしょう。完全癖も日本では極めて高く評価される性格要素です。しかしこれらはいずれもうつ病になりやすい傾向なのです。人はいいけどうつ病になるのではなんの意味もないでしょう。自己否定には自己受容を、対人過敏にはマイペースを、完全癖にはゆとりとユーモアが必要とされます。「いい人」という言葉に幻惑されないようにしたいものです。

◆「自信過剰の人」と「自分の弱さを認められる人」

では、逆に自信家の人はどうなのでしょう。これは日本には少なく、アメリカに多いタイプです。自己卑下と根はいっしょですが、日本はもともと謙遜が美徳とされている国ですから、自信家は少ない。ところがアメリカは、自分で自分を売り込まなければ生きていけない国ですから、「私はすごい実力を持っている」と誇示するのがあたりまえです。それが実際の力とそぐわなければ批判されますから、そのストレスは並大抵のものではなく、そうなるとうつの奈落へ突き落とされるわけです。

だからアメリカでは多いのですが、数少ない日本の自信家となると、さる教団の教祖のように、過度な自信で自分を支えて失敗しても認めない。ほとんど妄想の世界に住んでいるようなものですから、うつにはなかなかなりません。

自分の弱さを認めてうつになるというのは、言葉を換えればまだその人の人間性全体を回復するチャンスがあるということですから、その意味でうつは決してマイナスとばかりはいえません。私は講演などで、「皆さん、ぜひ一度はうつになってください。人間の幅が広くなって、その後の人生が充実してきますよ」と冗談を言うのですが、実はその言葉には本音が入っているのです。

◆ボーダーライン（境界性人格障害）の特徴

最近非常に増えているのが、「境界性人格障害」（ボーダーライン）というタイプの人々です。これは自我の核が形成されないで育ってしまった人たちで、自分のアイデンティティもそのときの状況に流されてしまいますから、普段はおとなしい人でもちょっとしたきっかけで感情的になり、カッとなってものを壊したり、対人関係を破壊したりします。

ボーダーラインのうつ病合併率は八割に及びます。また、パニック障害や強迫性人格障害、転換性障害などさまざまな病気を同時に抱え込んでいるのです。だから常に強いストレスにさらされており、衝動的で自暴自棄な行動に走ったりします。そのくせ自我の核がありませんから自立心はなく、いつもだれかに依存しようとしています。家庭内暴力を振るう子などは、この典型といえるでしょう。

ただ、逆に常にストレスにさらされているということは、いつも実存の根底を揺さぶられているようなものです。だから、ボーダーラインの資質を持っていると、その資質で人の心を突き動かすような芸術作品を作ったりします。以前亡くなったＸ　ＪＡＰＡＮのｈｉｄｅや、尾崎豊などはそうだと思います。だいたい、ロック系はボーダーラインが多いといえるのではないでしょうか。画家でもモジリアーニなどがあげられるでしょうし、作家では太宰治が典型だと思います。

いつもストレスのなかにいる彼らの感性は鋭く、人間の欺瞞《ぎまん》や偽善性、社会の矛盾などを強く感じています。だから彼らの資質によってそれがみごとに表現されたときには人の心を打つのですが、社会の矛盾や人間の偽善性を批判しているうちに、やがて自分もまたその矛盾や偽善性を抱え持って生きていることに気がついたとき、自分にも刃を向けざるを得ず、自己欺瞞に苦しみます。かくて彼らには生きる場がなくなってしまう。だからボーダーラインの人には自殺者が多くなるのです。

たとえば尾崎豊にしても（死因は限りなく自殺に近かったと思われますが）、自由を標榜して管理された大人を呪い、既成社会の破壊を歌いながら、それで成功して自分が富と名誉を手にしてしまいます。つまり、自分がいつの間にか破壊すべき対象になってしまっていたのです。

太宰治も人間の欺瞞、偽善を鋭く喝破しましたが、結局は自分も心中未遂を起こして相手を死なせ、死ぬときに相手の女性が自分ではなくてもとの恋人の名を呼んだなどと怒ったりしましたが、自分は生き残っているという事実を忘れて死人にムチを打っているのです。また多額の借金をして返さずにいたり、毎日アルコールを飲んでは人とのケンカが絶えませんでした。かくて自我の核を揺らし続けて人生を終えてしまいました。

ボーダーラインに共通していえることですが、太宰治の場合も母親に抱かれていないのです。幼時から乳母《うば》の手でかわいがられて育ちました。ほんとうのお母さんとぶつかり合いながら、愛情ももらい、しかられもするという関係で自我を形成する機会がなかったのです。彼らの多くは、心の底は皆実に「いい人」が多いのです。しかしそれを素直に出せないのです。

◆ぶつかり合いを避ける親子関係

ひるがえって現代の家庭を見てみると、この深刻な不況のなかで、お父さんたちはますます会社に尽くさなければ自分の椅子がなくなってしまいます。いや、実はそのずっと以前から、バブルよりももっと前の高度経済成長期と呼ばれたころから、父親は会社人間にならざるを得ませんでした。そのがんばりが日本の経済を支えてきたのです。

したがって、家庭は母親に任せっきりという形になってしまいます。当然子育ても母親の役目となります。それでも子供の数が多かった時代は、母親も必死で子供をどなり、ぶつかり合って育てていましたが、いまや前代未聞の少子化時代、お母さんは母ひとり子ひとりのような関係の子供を大事に大事に育てるようになってきました。

いや、育てるというよりも、母親が子供をペット化しているといった方が正確かもしれません。ほしいものはなんでも買い与え、ぶつかり合いを避けつつ子供の個性を無視して自分の理想を背負わせようとしています。本来なら、なかなか家に帰れない父親の代わりを母親が果たし、大人社会の価値観や道徳を教えたり、子供の間違いや悪癖を正したりして子供とぶつかり、子供が乗り越えるべき対象にならなければならないのですが、ぶつかるどころか自分が子供に依存し、ペット化しているのです。

これでは子供の自我が育つ隙間がありません。自分というものが欠落した若者たちが厳しい競争社会に投げ出されたとき、彼らはそれに適応できず、ボーダーラインの症状を呈して多くの疾病を抱え込んでしまいます。ボーダーラインの対策には、ほんとうの母親の愛情と、社会的な対応が必要なのです。

子供たちは、内心お母さんに愛されるにはどうしたらいいかと四苦八苦しているのです。そこに母子のぶつかり合いがあれば、母親の愛情に対して疑心暗鬼になりながらも自己形成はできていくわけです。「愛は地球を救う」という番組がありましたが、愛だけでは救えない。それなりの倫理というか、大人社会の規律を指し示してぶつかり合うなかで自我は育っていくのです。

◆自己を誇示するタイプのうつ病――妄想性人格障害

ところで、いつも他人のことを悪く言うタイプの人がいますが、こういう人たちは、自分はそうとう優れているんだという意識を持っています。自分の価値基準からしたら、あいつはかなり劣っていると思っているので他人を悪しざまに言うわけです。いわば「いい人」の対極にいるような人です。

しかし、この自己評価に客観的な裏づけがあればその意識を押し通せるのですが、裏づけがなければ裸の王さまにならざるを得ません。周りからは実力もないのに自意識だけが過剰だということがみえみえで、結局は孤立してしまうのです。そのためアルコールに走ったりして、うつ病に陥りやすくなります。

このタイプには「妄想性人格障害」の人が多いのです。「おれが出世できないのはみんながおれの能力を嫉妬しているんだ。けしからん、レベルの低い連中だ」とか、「おれはほんとうはすごく女性にもてるのに、あいつがおれに女性を近づけないように画策しているんだ」とか、「あの野郎、能力もないくせに」などということを平気で言えるのは、妄想性人格障害だといえます。

ある一流の生命保険会社に勤めていたMさんは、本社で上司にかわいがられてとんとん拍子に出世しました。ところが、その上司が業務上の失敗をして左遷されてしまったのです。そのとき、Mさんも本社から東京近郊の支店長として転勤させられました。私からみれば十分な地位ではないかと思うのですが、Mさんにとっては「都落ちさせられた。自分の能力はこんなもんじゃない。その会社だったらあっという間に出世するはずだ」と感じてしまったのでしょう、結局一ランク下の保険会社に入り直してしまいました。

Mさんは、格下の会社ならばみんな自分より能力が劣っていると思っていたのでしょうが、そうは問屋が卸しません。下には下なりの厳しい環境があり、みんなそのなかで苦労して自分を磨いているわけです。Mさんはそこでも出世することができず、結局退社して自動販売機のセールスマンになりました。そこでMさんのプライドは歪み、うつに陥ってしまったのです。

それでも私の診療室に来て自己分析し、「自分の欲で失敗したんですね。自信過剰だったんです」と言って自分を取り戻すまでに回復しました。もっともその帰りがけに、「先生、すみませんがここに自動販売機を置いてもいいですか」と言われて私は言葉を失ってしまったのですが……。

また、前述のように「自己愛性人格障害」の人たちにも同じことがいえます。彼らもまた自分が一番だと思っていますから、結局は人を見下し、やがて孤立してうつになるという道をたどりやすいのです。

◆「イエス」「ノー」をはっきり言えないタイプ

「妄想性人格障害」も「自己愛性人格障害」も他人を見下し、他人に怒りを向けるタイプですが、怒りが不合理なことが多く、かえって怒りが一層反感を買い、うつ病になりやすいものです。自己主張する方がうつになりにくいものですが不合理な自己主張や怒りはその限りではありません。彼らはあまり「いい人」といわれることはない人たちです。

「自分が怒りを示して二倍も怒りを返されたらどうしよう」などと思って自分を抑えてしまうタイプの人がうつになりやすいのです。怒りが内向し、うつ的となるのです。なかなか「イエス」「ノー」をはっきり言えない人たちです。特に他人の要請を「ノー」と言って断れないような人です。だから、こういうタイプはおとなしくて人徳のある人が多いと一般にみられているのです。しかし自分を守れない人が「いい人」といえるのでしょうか。

違う言い方をすれば、彼らは人から嫌われるのが怖いのです。「ノー」と言うことで嫌われるのではないかという恐怖心が彼らを寡黙にするのです。いま、若い人たちにもこういうタイプが増えていて、私の研究のメインテーマになっているとさえいえるほどです。

嫌われないようにするにはどうすればいいかということにばかり気をとられ、自分を基準にして生きることができない。そうしているうちにうつ病になってしまうのです。

このような自己卑下をするタイプの人には、私は「ソクラテスの産婆術」という方法を意識して対応します。産婆さんというのは、妊婦の症状や感情、思っていることなどを肯定して聞きながら出産に導くといわれています。ソクラテスはそれと同じように、相手の話を否定しないで聞き出し、やがて相手の言葉のなかに間違った考えや矛盾を見いだして指摘し、問題解決につなげたというのでこう呼ばれているのです。及ばずながら、私もそれをまねているわけです。

「先生、ぼくなんかばかで能力がないんです。死んだ方がいいんです。ぼくなんか診なくっていいですから、もっと治りそうな人を診てください」などと言う人がかなりいます。そんなとき私は、「そう、きみってばかなの？ どんなところがばかなのか教えて」と聞き出します。

「会社でも失敗ばかりしているんです」

「ああ、会社で失敗することが多いんだ。最近は特にどういう失敗をしたの？」

「数字を間違えて、上司にしかられたんです」

「数字を間違えたのね。で、その日はそのほかにどんな失敗をしたの？」

「それだけです」

「じゃあ、きみは数字を間違えたっていうだけで自分をばかだって言っているの？」

このへんで、彼は少し動揺します。そこでまた質問します。

「では、そのほかに自分をばかだと思うところを教えて」

「うーん、スポーツができないんです」

「スポーツができないとばかなの？」

「だって先生、みんな運動神経いいし、ぼくがやるとみんなに笑われるんです」

「うん、スポーツが苦手なんだ。では、ほかにもスポーツができない人はいないの？」

「それはいますよ」

「じゃあ、その人たちもみんなばかなのかな？」

「そんなことはありませんよ」

「そうだろう。スポーツができなくたって、別のことはやれるんだから」

「それはそうですよ。そんなことはわかっていますよ」

「ほかに自分がばかだと思うところはないかな？」

「ええと、金遣いが荒いところです」

「金遣いが荒い人はいっぱいいるよ。いまの日本は消費社会なんだから、ヤングやギャルから大人まで、みんなお金を遣わなければだめだって言っているよ。きみはカード破産なんてあるの？」

「いや、そこまでは行きませんよ」

「いまはそういう人がざらにいるんだ。彼らと比べて、きみはばかだといえるの?」

「そうですね。じゃあ、ぼく、ばかって思い込みすぎなんでしょうか」

「ほら、わかったろう。きみが自分をばかと決めつけているのは不正確なんだよ。自分の問題点はここところだっていうんならわかるが、そこを全部飛ばして、私はばかです、死んだ方がいいんですというのはおかしいじゃないか」

「そういえばそうですね……」

このような会話になっていくわけです。この例でわかるように、自己卑下型の人は自分の一点を悲観すると、それが自分の全否定になってしまうのです。これは、日本人に多いタイプです。日本の文化が謙遜を美徳としているからです。日本の演歌などを聞くと、ほとんどが自己否定のマゾヒズムに彩られています。

しかし、それはうつをたくさん作ってしまうことになるのでやめた方がいい。自分のいいところはそれとして言うようにした方がいいのです。ところが、わが国の実態は逆に進んでいます。マンションの片隅の主婦たちの会話などでも、「うちの子はできが悪くてどうしようもありませんわ。勉強しなくて、将来どうなるんでしょうね」などと言っていたりする。でも、実はそんな子にかぎってクラスで一番だなどということが多いものです。相手も相手で、「奥さま、そんなことはありませんでしょう。お宅のお子さんは学年でも相当に優秀なのに……」などと応じています。

つまり、自分のことを悪く言って相手をほめることが徳の高い行為だとされるのが日本の文化なのです。私はこれを、「日本人の平均値の法則」と呼んでいます。平均値より上に行くとたたかれるので、目立たないように注意して極力平均値近くにいようとするのが日本人の性向です。でも、それが自己卑下型の人間を生み、うつ病を多産しているということをみんなが知るべきだと思います。

これまでうつ病について触れてきましたが、最後に「双極性障害」（二相性躁うつ病）について述べましょう。これはクレッチマーのいう循環気質、社交的で人を楽しませるのが好きでおおらかな人がかかりやすい。親しい人が病気になったり死んだりするとか、いやなニュースを聞くとがっくりきてうつになりやすいのです。

逆に躁のときは全部忘れてお祭気分になり、他人も巻き込んで寝かせずにはしゃぎます。病院では夜なか中あっちへ行ったりこっちへ行ったりして騒いでいる困りものです。それが一転うつになると、躁のときのことが恥ずかしいと言って小さくなり、寝っ放しになったりするのです。この病気は最初はストレスからかかるのですが、やがて慢性的に自然のリズムのように身についてしまい、何度も繰り返すやっかいな病気です。彼らも性格は本来とても「いい人」が多いものです。

◆なぜ「神経症」と呼ばなくなったのか?

アクシスIに、「かつての神経症群」という奇妙な表現がありますが、これはどういうことでしょう。実は、一九八〇年代に「神経症」という言葉はなくなったのです。少なくとも専門家はこの言葉を使いませんし、論文などにも使用されません。

「神経症」という言葉は、フロイトが作った言葉なのです。ドイツ語で「ノイローゼ」、英語で「ニューロシス」といいます。「ノイロン」という言葉が語源で、末梢神経を指します。フロイトの時代は、手足や口の麻痺、目が見えないというような麻痺の症状が多かったため、フロイトは末梢神経の麻痺だと考えてノイローゼという言葉を使ったわけです。

しかし、フロイト自身が明らかにしたように、それらの症状は心のストレスが原因で起こるものであり、神経の実質的麻痺ではなく機能的麻痺なのですから、ノイローゼという言葉は不正確なので使うのをやめようということになりました。

◆他人にまかせられないタイプに多いパニック障害

かつての神経症群にもいろいろな障害の型がありますが、まずそれをみていくことにしましょう。この複雑な時代ですから、心あたりのある方もけっこういらっしゃると思います。

最初に「不安障害」があげられます。不安障害には「パニック障害」（パニック発作で苦しむ）、恐怖心に襲われる「恐怖症」、汚いものやバイ菌に過敏になり、手洗いなどを繰り返して生活に支障が出る「強迫性障害」、「社会恐怖症」や「対人恐怖症」、それからPTSD（ポスト・トラウマチック・ストレス・ディスオーダー）などもあります。これは「外傷後ストレス症候群」と訳され、阪神淡路大震災やサリン事件に遭遇した人たちが不眠症にかかったり、寝ているときに思い出したり、似たような風景を見るとパニックを起こしたりするような症状を起こすものです。

不安障害のパニック障害は、「広場恐怖を伴うパニック障害」と「広場恐怖を伴わないパニック障害」に分けられます。前者は駅やデパート、電車のなかというように人が多くて逃げられないような場所で不安が起きてしまうもの、後者はひとりで家にいるようなときに起きるもので、心臓がドキドキして呼吸が苦しくなり、胸が痛くなってそれから手が震えます。手に汗をかいて、皮膚が熱くなるか冷たくなるかして感覚がおかしくなり、吐き気やめまいが起こります。それから、風景に違和感を感じるというか、妙にへんな風景に見えてしまったりします。これは「離人体験」と呼ばれ、そんなに多いものではありません。このような症状を何回も起こすものをパニック障害といっているのです。つまり症状が習慣化するわけです。

この原因は、学問的にはまだ固まっていないのですが、私なりにまとめたデータはあります。それによると、強迫性人格障害というか、完全癖の人で、加えて勝気な人が多いといえます。すべてを自分の力でやろうとしてやりきれなくなると、強い不安が起きるわけです。勝気ですから自分ならできると信じていたのに、できなかったときに反動は大きいわけです。つまり人に迷惑かけず、自分で完全にやろうとするいわゆる「いい人」が多いのです。

これはやや女性に多くて、二十代から五十代までと幅があります。なかでも多いのは三十代後半から四十代前半で、若い人は少なめです。症状が症状なので、たいがい最初は心臓の病気だと思って救急車で運ばれたりして内科に行くのですが、病院に着くと安心して治ってしまいます。だから医者泣かせの病気だといわれるのですが、精神科ならまずわかります。

◆パニック障害の実例

それで精神科に回されてくるのですが、患者さんの方は不快感をあらわにすることが多いものです。「私は体の病気なのに、なんで精神科に連れてこられるのよ」というわけです。

O夫人の場合もそうでした。パニック障害であることを指摘してストレスが原因だと言うと、「私、ストレスなんかありませんよ。元気なんですから」と反発します。「元気とストレスは関係ないんだから、自分のことをよく振り返ってみて来週会おうよ」と言って翌週会うと、彼女はこう言いました。

「先生、わかりました。これはしゅうととの戦いでした。しゅうとは私のお金を支配し、子供の教育にまで口出ししてきます。イライラして主人に言うんですが、主人はお父さんは満州から引き揚げてきたたたき上げで、工場を作って自分を育ててくれた人で、なにも言えないっていうんです。それで私の不満がたまり、こんな症状が出ちゃったんじゃないかと思うんです」

そこで、私はOさんにご主人といっしょに来てもらい、ご主人にその事実を告げてお父さんとある程度距離を置くことを勧めました。それから一カ月ほどしてご夫婦で来院し、お父さんと別居することにしたといいます。Oさんを診てみると、もうパニック障害のかけらもみえませんでした。

K子さんの場合は、結婚して彼女の実家の近く、つまりK子さんのお父さんの家の近くに住んでいたのですが、ご主人の転勤で大阪に引っ越しました。大阪に着いて初めて食事を作ろうとして人に聞きながらマーケットを訪ねていくと、道がわからなくなって急にものすごい不安に襲われてうずくまってしまったというのです。それから何度も同じ症状に襲われて十年たったときに、今度は千葉に転勤になりました。そのとき初めて私が診たのですが、かなり重症だったので夢の分析をやってみました。その結果、K子さんはお父さんの夢ばかりみていることがわかりました。

「私は小さいとき、中学まではとても勉強ができてお父さんにすごくかわいがられました。ところが、高校受験でお父さんが希望していた高校を落ちてしまい、自尊心を傷つけられたばかりか、お父さんの愛情もこれでなくなると思いました。そのため自分からお父さんに近づかなくなりました。でもそれでずっと通して、結婚して子供もできてうまく暮らしていました。ところが、大阪に引っ越したとたんにこの発作に悩まされるようになったのです」

私はK子さんの話を聞いて、分離不安から来るパニック障害だと診断しました。つまり、自分でお父さんから離れたとは言っているけれど、実は心のなかで強くお父さんに依存し続けているわけです。それをなにも解決しないまま引きずっているから、お父さんと離れたときに不安が起こってしまったんだと結論づけたのです。

K子さんは、「そんなことないです。こんな年でお父さんと別れたから不安になるなんて、先生、子供じゃないんですから、それは失礼ですよ！」と怒っていました。ところが、その後たまたま、またご主人の転勤でお父さんのいる新潟に引っ越すことになり、K子さんの一家はもとの家に戻ったのですが、それ以来、十数年悩まされ続けてきた不安発作がまったく起こらなくなったのです。K子さんは私に電話をかけてきて、「先生、負けました。先生の言う通り、発作が起こらなくなりました。やっぱり、小さいときにすますべきことはすませておかないと、この年でも心に歪みが生じてくるもんなんですね」と言っていました。

K子さんの場合、マーケットを探しているうちに不安に襲われたのですが、探している場所が見つからないというのは、ちょうど赤ん坊が、「お母さんがいない」という不安にかられるのと同じなのです。お母さんから分離されている不安ということです。

K子さんにとってはお父さんが自分の精神的支柱だったわけです。そのお父さんと別れてどう生きていけばいいのかわからないという不安と寂しさが、マーケットが見つからないという不安と重なって同じ感情になり、パニック障害が起こったといえるでしょう。お父さんにとって「よき娘」になることをずっと追求していたのです。

◆規則に従わないと不安になる強迫性障害

そのほかの不安障害も概観してみましょう。次にあげられるのは「恐怖症」です。聞き覚えのあるものに「高所恐怖症」「閉所恐怖症」などというものがありますが、これも基本的にはいつも不安を抱えているというところから来るもので、その不安をなにかに取りつかせてしまう結果起こる症状です。

高所恐怖にしても閉所恐怖にしても、本来はだれでも感じるものなのですが、普通はやがて慣れてしまいます。ところが、恐怖症の人々はこれを固着させてしまいますから、一向に慣れるということがありません。その意味で、彼らは不安が強い性格というしかないのでしょう。

現在もっとも注目を浴びているのが、「強迫性障害」です。以前は「強迫神経症」と呼ばれたものです。症状としては、汚いものに触れると何度も何度も手を洗わずにはいられないとか、トイレに入っても便器に触れられないためトイレを使えないとか、極端な場合は外で犬の糞を見ただけで自分についたらたいへんだと思って家に閉じこもってしまうというような例があります。また、赤い色を異常に恐れる場合もあります。これは赤に血を連想し、そのなかにエイズ・ヴィールスがあるかもしれないと思って外に出ることができなくなったりするのです。外に出ると、ヴィールスに触ったかもしれない、いや、飛んできたかもしれないとありもしないことを空想し、恐怖に襲われるのです。

また、儀式的な行為も目立ちます。たとえば自分特有の洋服の着方があり、それに少しでもたがうと納得できず、全部脱いで最初からやり直すといったことをやります。自分流の規則にはまっていないと不安になるのです。

このことからも推測できるように、強迫性障害に陥りやすいのはアクシスⅡ、クラスターCに分類される「強迫性人格障害」の人たちです。つまり完全癖で、決まりきった規則やルールに従わないと不安になる。そして遊びやレジャーなどをむだなものと思いがちな性向があります。このような人は日本では真面目で、「いい人」とみなされ出世しやすいものです。しかし他人への共感性も低く、ただ自分だけの完璧に組み立てた世界で生きていたいのですが、現実には他人が入り込んできますから、それがじゃまで人を嫌います。それで他人を汚いものと考え、他人との接触を恐れるので満員電車などにはとても乗れないということになります。

そこで会社や学校に行くのに自転車を使ったりするのですが、自転車でも人に接触するようなことがあると、もう一度家に帰って洋服を全部着替えないと出かけられない。だから、この病気の人は遅刻ばかりしていることになります。ほんとうに気の毒な人生を送らざるを得ない病気だと思います。

この強迫性障害には、いわば親戚ともいえる病状がたくさんあります。たとえば「過食症」や「拒食症」も強迫的でよく似ていますし、「醜形恐怖」も他人の目を意識して外に出られない強迫観念ですから似ています。このように、強迫性障害は意外に他の障害群とも結びつく広がりをみせていることがわかったため、「強迫性スペクトラム」と呼ばれています。いろいろな疾患と合併した形で浸透しているということで、いま研究のうえでもいちばん注目されています。

この病状は、大脳生理学的にも説明ができる状況になっています。大脳の基底核というのがあって、これは同じことを何度も繰り返す行動に関与する回路を保つのです。

たとえば歩くときでも、私たちがいちいち考えながら歩いていたらたいへんです。足は無意識で自然に出ているわけです。そのメカニズムを止める作用が大脳基底核の中の尾状核にあるといわれているのです。このメカニズムに狂いが生じると、手洗いを何度も繰り返したり、同じ洋服を同じように着たり、九時になると家にいなければならないと思い込んで駆け込んで帰宅するというような無意味な強迫行動が現れるのではないかと考えられているわけです。いわば常同回路のフィルター装置が障害を受けたと考えてよいでしょう。他方、この強迫性障害は脳内ホルモンのセロトニンの低下が見られ、したがってそれを上昇させるSSRI（セロトニンの吸収阻害剤）が効果があるといわれているのです。

この二つの考えを統合的に説明することは今のところできません。ちょっと脱線しますと、宗教というのも強迫性障害と関連するのではないかといわれています。たとえば「みそぎ」といって手を洗う儀式がありますが、これは行動としても強迫性障害と共通していますし、強迫性障害の人たちはだいたい儀式的でもあります。だから宗教というのは、われわれの脳の古い部分のメカニズムが心性に働き、なにか清浄にしなければならないというような、強迫的に人間に迫ってくるものなのかもしれないという考え方も成り立つのです。

それから、恐怖症には「社会恐怖」「対人恐怖」というものがあります。社会恐怖とは、見知らぬ人や自分が批判されそうな人の前に出ることを極端に恐れる病状です。たとえば人前で話ができなかったり食事ができなかったりする。これは最近アメリカで非常に注目されているものなのですが、日本人に多い対人恐怖とたいへん似ています。違いとしては、対人恐怖は人との接触に恐怖を感じるのですが、社会恐怖の方は人前で話をしたり、食事をすることを恐れるのです。社会恐怖は「回避性人格障害」との類似性が高く、合併することが多いものです。

◆ストレスが体に出る身体表現性障害の症状

「身体表現性障害」とは、心のストレスの問題なのに、その症状が体に出てくるものです。だから、その症状は内科的・外科的疾患ではありません。たとえば「身体化障害」といい、体の各部の痛みや違和感を訴える病気がありますが、内科的・外科的に調べると理屈に合いません。やはり心の病なのです。この軽いものが「心身症」と考えていいでしょう。

それから「心気症」といって、自分はなにかの病気にかかっていると思い込んで、いつも不安に苛《さいな》まれているというものがあります。自分はガンじゃないかとか、エイズじゃないかといろいろな医者を訪ね歩いたりします。何回調べてもそんな兆候はないのですが、そう思い込んでいるのが心気症です。彼らも極めて真面目で度を超しているのです。

次に「転換性障害」ですが、これはストレスを体の症状に転換するという意味での命名であって、いわゆる「てんかんを起こす」というときのてんかんではありません。昔は「ヒステリー」と呼ばれていましたが、ヒステリーとは「子宮」を意味する言葉なので、差別用語になるということでいまは使われなくなったのです。これはストレスによって運動感覚系の麻痺が起こり、声が出ない、見えない、手足が麻痺するといった症状となって現れます。

この病気には、病状がひどいのに患者に深刻さがないという特徴があります。足が麻痺して歩けなかったり声が出なくてしゃべれなかったりするのに、本人はケロッとしているのです。その理由は、転換性障害には二つの疾病利得というものがあるからといわれています。

その一つは、たとえば声が出ないということによって当面目の前にあるストレスから逃げることができるということです。

二つ目には、病気になることによってみんなから援助を受けることができるということがあげられます。

あとは「醜形恐怖」「自己臭恐怖」というものがあります。前者は、自分の顔や体が醜いと思い込んで人前に出られない。だから学校や勤めに行けないわけです。後者は日本人に多いのですが、おならとか腋下のにおいや体臭、口臭、極端な場合性器からにおいが出て人に嫌われているのではないかと思い込んで人前に出られないのです。これは実際ににおいがしているというものではなく、強迫観念に近いのです。実際に臭いがでている場合は放屁症といいます。

彼らは皆、人に迷惑をかけまいとする「いい人」なのです。

◆解離性障害の実態――多重人格など

「解離性障害」の代表的なものとして、「解離性健忘」（心因性健忘）、「解離性遁走」「解離性同一障害」（多重人格）があげられます。

解離性健忘の典型は「全健忘」で、なにか大きなショックを受けてすべてを忘れるものです。いわゆる記憶喪失症で、自分の名前から家族から仕事までみんな忘れてしまいます。「解離性遁走」とは、健忘を伴って突然家からいなくなってしまうものです。なにか悪いことをしたような気がして逃げてしまうのです。だから解離性遁走と解離性健忘はいっしょに起こるもので、別々に扱うのは問題があると思います。

「解離性同一障害」というのは、いわゆる〝多重人格〟と呼ばれるものです。これはアメリカが本場ですが、日本でもやや増えてきています。

アメリカの場合は家族崩壊というのが原因としては大きく、そこから来る親の虐待によってこの病気に陥る人が九十数パーセント、ほとんど全員といってもよいほどです。あとは性的虐待、いわゆるレイプです。日本の場合は、いま私が七〇例の患者を診ていますが、親からの虐待というのはそのうち三七・一パーセント、性的虐待は二五・七パーセントです。いじめは二八・六パーセント、他人からの性的トラウマは三〇・〇パーセントです。だから、日本とアメリカではその原因がだいぶ違うといえます。

アメリカの例をみてみますと、三、四歳で親から暴力や性的虐待を受けるとなにも歯向かう術がないわけですから、「こんなことをするお父さんは嫌いだ」

という気持ちと、「お父さんなしには私たちは暮らせないのだから嫌ってはいけない」という矛盾した感情に同時に苛まれるわけです。それに耐えられない子は、お父さんを嫌う人格とがまんする人格とが出てくるのですが、二つの感情のコントロールがうまくできない。また、「お父さんがそんなことをするはずがない」というようなやさしい気持ちが出てくると、二重、三重の人格ができあがってきてしまうのです。

患者はだいたい、自我や判断力が弱いといえます。中心になる自我が弱いので、いくつもの別の人格ができてしまうのです。近年は人々がだんだんストレスに弱くなってきており、悩みを悩み抜く力がなくなっていることが精神障害を多くしているような気がしています。

◆愛情を求めている食行動異常

最後に「食行動異常」に触れておきましょう。これには、いわゆる「拒食症」と「過食症」があります。前者は九〇パーセントが女性で一〇パーセントが男性。基本的には「回避性人格障害」と「強迫性人格障害」の人が多いといえます。他人と自分を比べて圧倒されて人が怖くなり、拒食に陥る人と、体重を減らすなら徹底的に減らさなければ気がすまないという完全癖の人たちです。その結果標準体重の八五パーセント以下となり生理がなく、かつやせていることの自覚や知覚がないのです。

後者の過食症の方は、拒食症と同じように一生懸命やせようとはするのですが、ある時点に来ると食べたくてどうしようもなくなる。それが食べるというよりも、口や胃に食べ物を放り込むという感じなのです。冷蔵庫のものがなにもなくなるまで食べるとか、食べ物がないとインスタントラーメンを生のままバリバリとかじってしまうとか、そういう極端な過食発作が何度も起こるのです。

おなかは腫れるように膨らむのですが、今度はそれを見て脂肪になったらどうしようと慌て、絶対に吐かなければならないと思って指をのどに突っ込んで吐きます。それから下剤を飲みます。私の知っているかぎりでは、一度に六十数錠飲んだ子がいます。結局自己コントロールができないわけですから、すごく罪悪感にとらわれ、リスト・カッティング、つまり手首を切って自殺を図ったりします。

拒食症と過食症は非なるところと似ているところがあります。過食症はリスト・カッティングをしますが、拒食症の自殺率は高くありません。症状自体が静かなる自殺のようなものだからです。また、拒食症はやせてやろうという決意が強くて静かですが、過食症はそこまでの意志がなくて途中で食べてしまうわけですから、感情が荒れて患者本人にとっても自身の扱いがやっかいです。ところが、どちらが治りやすいかというと、なんでも派手な方が治りやすい。つまり、過食症の方が治りやすいのです。拒食症は治療がとても困難です。死亡率も一〇パーセント近くです。

逆に両者に共通するのは、母親に対する愛情欲求です。両者とも、「愛情をください。愛情をもらえれば、私は治るでしょう」という信号を発しているのを見逃してはいけません。

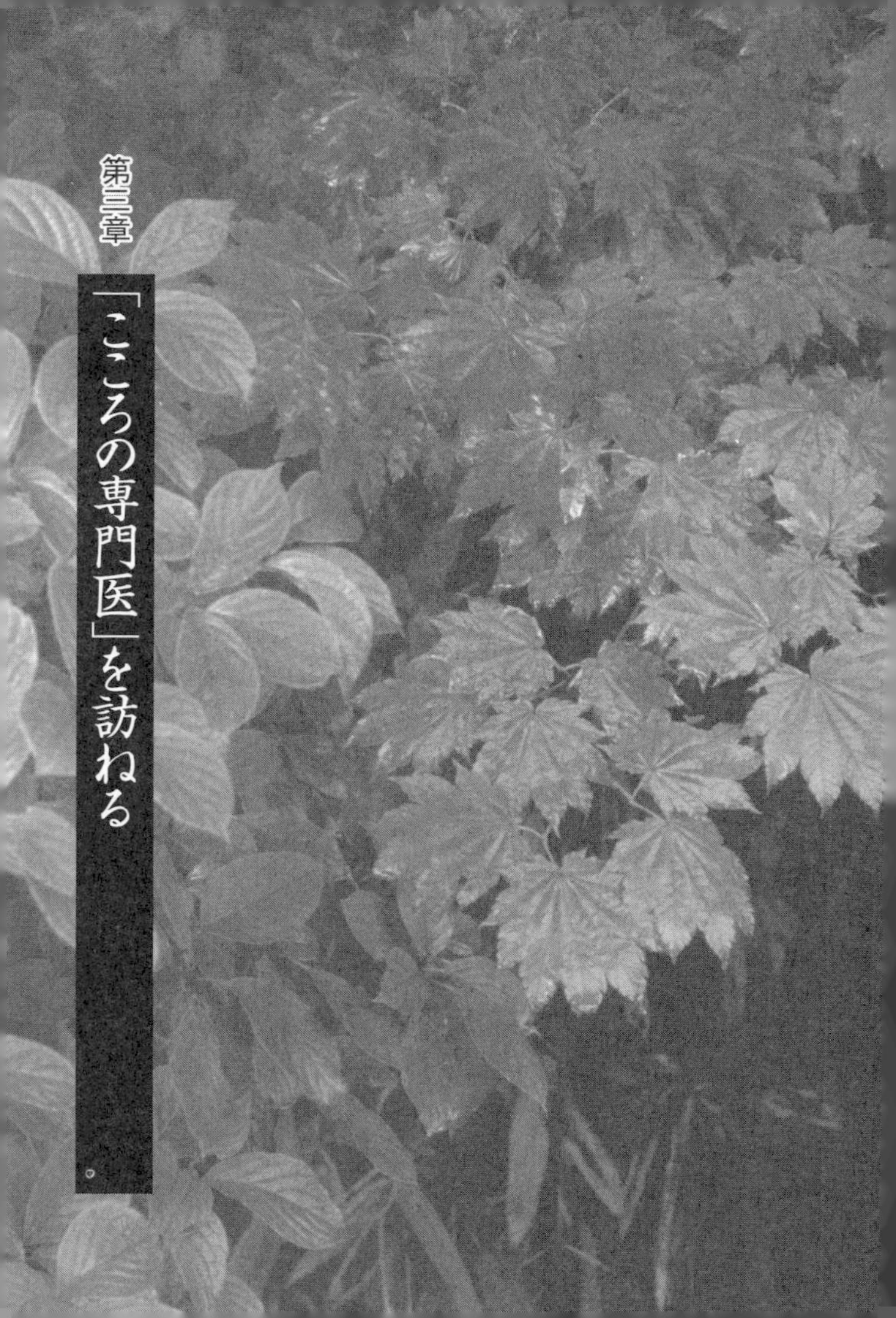

第三章

「こころの専門医」を訪ねる

◆精神科と心療内科のちがいとは?

これだけ心の病が蔓延しているにもかかわらず、一般の人々にとっては、精神状態が危機に陥ったときにどうすればいいのか、どんな病院や施設を訪ねて相談すればいいのか、ただとまどうばかりというのが現状のようです。実際、新聞や雑誌などを広げると、精神科医はもとより、心療内科医、臨床心理士、ソーシャルワーカー、セラピスト、カウンセラーなどといった、よく区別がつかないような名前を頻繁に目にします。

それらはどんなふうに異なり、それぞれどのような役割を果たしているのでしょうか。この章では「こころの専門医」の実態を整理し、また治療の実情なども紹介して、ごく普通の「いい人」たちがうまく専門医を利用し、自分の心をコントロールできるように情報を提供していきましょう。

そもそも、精神科医とはなんなのでしょうか。また、内科医や外科医とはなんなのでしょうか。実は、日本ではその境目が極めていいかげんなのです。医者になりたい人は大学の医学部に入って勉強し、卒業試験を通過して国家試験をパスし、あとは「私は精神科医です」と言えば精神科医になってしまいます。一応精神科の研修医になって、その研修が終われば精神科医になるというのが建前ではありますが、現実には卒業試験と国家試験をパスすれば、どこかの町に行って「精神科」という看板を掲げて開業してもかまわないという非常にルーズなものなのです。その点は、内科医や外科医でも同じです。自分は内科医だと言えば内科医になってしまうのです。

これは日本の制度の問題であり、厚生労働省の問題だと思います。たとえばアメリカを例にあげると、もちろん全科目の試験をパスし、国家試験もパスしたうえで、その後専門医としての研修が三年間必要です。その時期に、精神科医になりたい人は精神科の研修を三年間やり、内科医になりたい人は内科の研修を三年間やって、その後また国家試験を受けて専門医の認定を得ることができます。日本には、この三年の研修期間と専門医としての国家試験がないのです。こう言ってはなんですが、もしも日本にいいかげんな精神科医が多いとすれば、それは国の責任が大きいと思います。

そんなせいもあってか、わが国では精神科と心療内科との区別がつきにくいようなので説明しておきましょう。日本の心療内科というのは、ほとんどがもともとは内科医だった医師が担当しています。だから、精神科医としての成果を期待するには無理があるといえます。

つまり、心療内科では胃・十二指腸潰瘍、偏頭痛、過敏性大腸炎、糖尿病、膵炎、その他もろもろのストレスが要因となって起こる内科的疾患を診るのです。

ところが、患者さんが来るからというので、心療内科で専門外の精神科の病状まで診ているというのが実態です。現実にはうつ病、パニック障害、統合失調症（分裂病）まで診ているということが少なくありません。本来ならばそのような患者さんは精神科に回すべきなのですが、患者さんが怒るからという理由で回せないのです。これは患者さんにとっても不幸な事態だと思います。

◆極めて重要になる臨床心理士

いま精神科では、臨床心理士を非常に必要としています。心理学をベースにして、心理テストを行ったり患者さんの話を聞いてあげたりして精神の状況を把握し、場合によってはアドバイスも行います。精神科医は、彼らのデータをもとにして治療にあたることができるわけです。私などでも一日に六〇人もの患者さんを診ているのですから、臨床心理士はいまほんとうに必要とされています。

ところが、日本では彼らに国家資格としてのライセンスを与えていません。だから、ボランティアとか一般事務と同じ扱いで働いてもらうしかない。これは非常に困ったことです。

またアメリカを例に出しますが、アメリカで臨床心理士の資格ができたのは一九五〇年前後、つまり第二次世界大戦後まもなくです。戦争という異常な状況のなかで、精神科医が足りなすぎたのです。そこで臨床心理士の制度が作られたのですが、その規定は厳しいものでした。心理学科を出て大学院に入り、博士号をとって国家試験を受ける。さらにいろいろな大学で研修を受けなければならないのです。しかも彼らは病院で精神科医といっしょに働き、研修し、勉強をしていますから、その知識は本質的に医者と変わりません。

アメリカの臨床心理士は、精神科医と力が非常に拮抗しており、いい意味でライバル同士であるといえます。カリフォルニアなどでは臨床心理士も薬を使えるという法律がありますから、事実上精神科医と差がなくなってしまっています。ですから、アメリカでは精神科医になったあと、さらに臨床心理士をも志向します。精神科の教授の四人に一人は臨床心理士であるといえるでしょう。

◆厚生労働省と日本医師会の認識不足

日本でも、いま臨床心理士を目指す人が急増していると聞きますが、実態を知って失望する人も多いのではないでしょうか。というのは、国と日本医師会が臨床心理士を非常に低くみているからです。

意外と知られていないことかもしれませんが、日本の心理学科は文学部に所属しています。そのせいもあるのでしょうか、心理学を学んだ人たちは医者といっしょに仕事をしたがりませんし、厚生労働省も理解を深めようとしていないようにみえます。

現に、いまの日本の臨床心理士の資格は、厚生労働省ではなく文部科学省系統の学会の認定なのです。本来は厚生労働省が設けるべき資格のはずなのですが、現状は文部科学省系の学会認定です。

なぜなのでしょうか。以前、河合隼雄先生とその話をしたことがあります。先生のお話によると、資格認定の議論をしたとき、厚生労働省は臨床心理士を非常に低く見下していたというのです。臨床心理士なんかは大学を出ていなくてもいい。医者の指導を受ければ高卒で十分だと言ったというのです。私は学歴を問題にしているわけではありませんが、この言い方は明らかに臨床心理士は医師の支配下にあって働くもので、大学卒業程度の知識も学力も必要としない仕事だと位置づけているということです。極言すれば、小間使いとしかみていないともいえましょう。

河合先生たちは、厚生労働省の臨床心理士に対する認識は間違っているとして、しかたなく文部科学省に行き、文部科学省系列の学会を通して臨床心理士の資格を与える制度を作りました。具体的には、大学を出てから修士課程を修了し、それからスーパーバイザー（指導者）のもとで臨床経験を積んだという証明を得て試験を受け、パスした者が臨床心理士になれるとしたわけです。したがって、臨床心理士に関してわが国で大きな混乱があるのは、私は厚生労働省と日本医師会に責任があると思っています。もっとアメリカやヨーロッパの現状をみてほしいと願ってやみません。

臨床心理士をほんとうに必要としているのは病院です。ところが、臨床心理士の資格が文部科学省系列の認定ということになると、学校のカウンセラーや教育センター、児童相談所のような文部科学省管轄の施設なら問題ないのですが、厚生労働省管轄である病院には入りにくいのです。そのような現実をもっと知ってもらわなければならないと思っています。

◆その他の心の専門医――カウンセラー、セラピスト、ソーシャルワーカー

臨床心理士は、各種の精神療法を行うことができます。ある意味では、精神科医の方が薬物療法にばかり頼っていて、まともに精神療法を学んだ医師は少ないといってもいいでしょう。だから臨床心理士が必要なのです。臨床心理士は、人の心を癒すセラピストです。臨床心理士は誇りを持って、「サイコセラピスト」と名前を変えた方がいいと私は思っています。

最近、「心理カウンセラー」というような言葉を耳にします。どうも、臨床心理士をこう呼んでいる例もあるようです。しかし、アメリカなどでいえば、カウンセラーというのはいちばん地位が低いライセンスなのです。たとえば旅行

カウンセラーとか就職カウンセラーというように、窓口係的な資格なのです。だから心理カウンセラーといった場合、患者さんの相談に乗ってあなたはこの精神科医を訪ねなさい、あなたはあの心理の先生のところに行きなさいと案内する役目といえるでしょう。

ところが、日本ではそれをセラピストと同じ意味で使っているようです。しかし、繰り返しになりますがそれは間違いです。セラピストは臨床心理士のことで、もっと評価されるべき資格です。

もっとも、最近は心理学科に入ってきた学生の八割は臨床心理士を目指していると聞きます。しかし、だんだん実情がわかってくるにつれて、つまり正式な厚生労働省の認定資格ではないということがわかってくると、職業上の行きづまりを感じてあきらめてしまう人も多いそうです。

だが一方、非常に力のある臨床心理士も出てきています。彼らは「臨床心理士の認定あり」という看板を出して、「○○カウンセリング研究所」とか「××心理教育相談所」というものを開設して活躍しています。

臨床心理士は厚生労働省では認可されていませんが、「精神保健福祉士」は国会を通過し、臨床心理士に先んじて厚生労働省認定の資格が得られました。精神保健福祉士とは、アメリカでは「ソーシャルワーカー」と呼ばれており、やはり強い力を持っています。家族療法を中心に患者と家族の心のケアを行い、本人の社会復帰や職場復帰を促す役目です。患者と家族、職業、社会とを結びつける役割で、開業もできます。

日本では、精神保健福祉士は「ケースワーカー」と呼ばれていた人たちといった方がわかりやすいかもしれません。やはり、患者をいかにして家族のもとに返してあげるかという側面を担う人々です。その意味では、厚生労働省は病気を癒す臨床心理士よりも、病人を家族がどう受け入れるか、仕事をどうするかということの方が大事だといっているのでしょう。いずれもたいせつな仕事ですが、患者と社会のためにふさわしい制度の整理と公正な評価が望まれている問題だといえます。

◆批判される古典的精神分析

次は、治療の実態をみてみましょう。アメリカをはじめ世界の先端をいっている諸国では、「力動精神療法」「認知行動療法」「支持療法」という三つの精神療法が主流となっています。ところが、日本ではこれがあまり知られていないのです。日本の多くの精神科医に、「力動精神療法と古典的精神分析の違いはどこですか？」と聞かれて答えられる人はほとんどいないのではないでしょうか。

古典的精神分析というのは、フロイトの精神分析に代表されるものです。人間の深層心理には、現在の自分を無意識に突き動かす過去の体験が蓄積されているとして、たとえば「汎性欲論」や「幼児―性的外傷説」などというものがあげられました。人間が本能的に持つ性的欲求を抑圧したり、小さいときに性的外傷を受けて、それを隠したり、修復しようという気持ちを抑圧するために体や精神にさまざまな病状が発生するという考えです。

そのために、患者を寝かせて自由連想をさせ、そのなかから抑圧されている欲望を明らかにして、それを取り巻くコンプレックスに洞察をもたせることが古典的精神分析です。

しかし、性そのものが解放され、そのための問題が生じている現在、性欲の抑圧などというものはほとんど意味をなしません。患者を寝かせて行われる自由連想も時間がかかる割には有効ではありません。したがって今では対面法を使っています。

特に、一九七〇年頃にアメリカ精神衛生研究所で行われた調査では、その効果に他の治療法とほとんど差がないということが判明しました。差がないにもかかわらず、自由連想による精神分析は一回行うのに二〇〇ドル近くもかかり、それを一週間に三回、三年も続けなければならないのです。それでは普通の仕事を持っている人などはかかれるわけがありません。

このようなことからより有効で、より安く、より短時間でできる精神療法が求められたのです。

◆治療実践のあれこれ——三つの基本療法

●力動精神療法

まず「力動精神療法」ですが、これは精神分析の流れをくむその落とし子のようなものです。つまり、精神分析のなかから前述の「汎性欲論」「幼児—性的外傷説」「自由連想」を取り除いたのです。人間の欲望やコンプレックスは、性だけではなくもっと多様でさまざまなものがあるんだと考えて、追求する原因の幅を広げたわけです。つまり対人関係や自尊心が重要と考えます。そして、幼児体験はどうだったかといってすぐに過去に戻るのではなく、対面で、いま現在なにが問題なのかということを取り上げて解決するようにします。これを「ヒア・アンド・ナウ」(here & now)と呼んでいるのですが、それを通じて過去に戻るのなら戻ってもいいとされます。しかし、必要もないのに直接過去に戻ろうとする古典的精神分析はおかしいと考えたのがこの力動精神療法です。

力動精神療法は、「短期療法」とか「時間制限性」といって、三カ月なら三カ月だけ、長くても六カ月というように治療に制限期間を設けます。これは「短期力動精神療法」と訳されますが、精神科医が患者を早く治そうという動機を高めようとするものです。

どういうことかというと、アメリカの保険制度が関係してくるのですが、たとえば「強迫性障害」は難しい病気なので治るまでに六〇〇〇ドル必要だとしましょう。そう認定されると、保険会社はそれだけの費用を払わなければなりません。だから、精神科医は短期間で治せばそれだけ差額分がもうかるということになります。そこで、なるべく早く治そうといういい意味での競争が生じて治療に拍車がかかるというわけです。

●認知行動療法

次の「認知行動療法」は、精神分析に対するアンチテーゼということができます。精神分析は、「無意識」とか「エス」とか、独特の用語を使って心のなかを説明しようとします。でも、それらの言葉は彼らの仲間うちだけで通じるもので開かれてはおらず、科学の検証に堪えるには問題があります。もっとだれでもが理解できる科学的な用語を使って説明できなければだめだとして、アーロン・T・ベックという心理学者が生み出したものが認知行動療法です。

どういう考え方かというと、人間が心の病に陥るのは、小さいときから自動的に、ある特定の歪んだ思考（自動思考）を持ってしまうからだとして、その歪んだ思考を指摘して修正してあげようというものです。

認知行動療法は精神分析に対するアンチテーゼだといいながら、実はこれはたいへんフロイトの考え方に似ています。フロイトは個人のなかの無意識を見つけてあげて、それを明らかにすることによって歪んだ心のバランスを取り戻してあげようとしたわけですから、自動思考を見つけることとよく似ているのです。しかし、認知行動療法ではフロイトのように「無意識」とか「幼児一性的外傷説」などという言葉は使いません。「小さいときから知らないうちにできあがった自動的な歪んだ思考」という言い方をしています。

では、「自動的な歪んだ思考」と「無意識」はどう違うんだといわれると困ってしまうのですが、彼らが無意識という言葉を嫌ったのは、無意識といってしまうと客観的に検証のしようがないわけです。精神分析で明らかにするしかないといわれると、ほかに調べようがありません。だからそういう言葉は非科学的だとして嫌ったのだと思います。

そして、そこから出てきたのが「幼児期から知らないうちにできあがった認知的な歪み」という表現でした。幼児期から、さまざまなストレスがかかってものの見方・考え方を歪ませてしまう。だからそれを指摘して是正していこうというのが認知行動療法なのです。

認知行動療法は、いまアメリカでもっとも人気のある精神療法であり、効果もいちばん上がっています。たとえば過食症、拒食症、統合失調症（分裂病）、うつ病、パニック障害、強迫性障害、そのほかの人格障害と、あらゆる領域で認知行動療法が取り入れられています。

●支持療法

三番目の「支持療法」とは、だいたいみんなが自然にやっていることなのです。どういうことかというと、患者さんの話をよく聞いてあげて自尊心を高め、共感的に受容するのです。そうすることによって患者さんは心の傷が癒され、自分の力で立ち直れるという考え方です。しかしそれだけでなく、精神医学や臨床心理学の知識を背景にタイミングのよい助言や指導を行うのです。

これは、昔ロジャーズという人が臨床心理士として初めて試みた方法で、相手の話を共感的に聞き、それによって自己実現ができると考えたのです。当時としては暗中模索だったわけですから、オウム返しの返答がよく行われたものです。

しかし、その後多くの精神医学の知識、臨床心理学の知識が蓄積されてきていますから、いまはロジャーズのころとは違って、知識の積み上げを裏づけとしていろいろな指導・助言・示唆ということを行うようになっています。

この支持療法は、日本でもアメリカでももっとも一般的に行われている方法なのです。ただ治療している当人が知らないことが大部分です。前述のようにアメリカでは認知行動療法がどんどん勢いを伸ばしており、かつ期待されています。次いで力動精神療法があるというような勢力図になるかと思います。

◈自我を守ってあげるのが現代の精神療法

したがって、いまはもうユング派とか催眠療法とかロジャーズ派の方法による治療などというのはアメリカを中心とするアカデミックな世界ではほとんど行われてはいません。たまに特殊なケースとして民間で行われることはありますが、もう大学で行っているところはほとんどありません。日本は例外です。病状によって療法は使い分けられなければならないということでしょう。

現在、精神分析を行うのは力動精神療法ですが、彼らが扱うべき病状はいわゆる昔の「神経症」です。力動精神療法で精神病などを扱ったらたいへんです。フロイトもそんなことはできないと言っています。力動精神療法が中心に行っているのは「ボーダーライン」「自己愛性人格障害」などに限定されつつあります。その意味では、統合失調症（分裂病）や深刻なうつ病などには支持療法をまず取り入れるべきだと思います。自我を支えてあげて、助言して生き方を教えてあげる……、これを「自我の肩代わり」と呼んでいますがそれが重要なのです。彼らは、いわば自我がかなり崩れているのですから、その肩代わりをしてあげるのです。軽症の人には助言はあまり必要なく、共感し、問題をまとめてあげることが重要でしょう。

「仕事は当分休もうよ」とか「今の仕事をやりたいのなら三週間できたら、いつでもやめてもいいという気持ちで」などという助言も一見なんということはないでしょうが、経験、病理の把握が背景になければいけません。細かい計算が知らない間になされているべきなのです。

◆その他もろもろの療法

●家族療法

そのほかにもさまざまな療法が考えられますし、存在もします。たとえば「家族療法」というのがあります。これはアメリカで多く取り入れられている方法なのですが、患者は家族関係の犠牲者であるという見方をします。家族全体の病理が彼に現れたわけですから、個人だけを診察していてもしょうがない、家族全体を取り上げなければ本質的な解決にはつながらないという立場です。

ただし、この考え方にも問題はあります。たとえば親が高齢で医師の言っていることがよくわからないなどという場合、そのようなおじいちゃんやおばあちゃんに患者さんといっしょに診察室に来てもらっても意味がありません。また、それほどでなくても、親の世代だと性格が固まっており、変化や成長を望むというのは困難な場合が多いのです。

第一、家族全体を扱いはじめたら時間がかかってきりがないという現実的な問題もあります。歪んだままで生きてきた家族があって、それがあたりまえと思っているお父さんやお母さんがいるわけですから、その性格を治そうなどと考えたら膨大な時間がかかることは容易に推測できます。それならば、患者さん本人をむしろ個人として引き出し、治療し、自立して社会に出られるようにしてあげる方が大事だし早いという考えも成立するわけです。

それに、家族というのはその国の文化の現れなわけですから、アメリカ流の家族療法を日本にそのまま持ってくるということにも問題があります。私たち日本人は、家族療法などと呼ばなくても、患者が外来に来ると大抵家族もついてくるものです。となると知らぬ間に家族療法になっていることもあるものです。したがって家族療法をそんなに特殊に考えなくても自然に実践していることなのかもしれません。

●音楽療法

それから「音楽療法」などというのも考えられますが、これは音楽が好きだという前提がなければ成立しません。それに、音楽は人によって好みがありますから、公式的に共通する音楽療法というのはないのかもしれません。クラシックを聞いたこともない人に「クラシックは心が休まりますよ」などと言ったところで、山奥の生活しか知らない人が突然宮殿に連れてこられたようにぎこちなくなってしまう可能性があります。ヤングだって、「ロックの方がいい」と言い出すかもしれません。それでも、ちなみに若者でもお年寄りでもいちばん好き嫌いが少ないクラシックはモーツァルトだということを付記しておきましょう。

私は、音楽療法を行うなら民謡でもいいしカラオケでもいいと思っています。要は楽しめて心を開くことができればいいのですから、その人に合った方法を選ぶべきです。カラオケはけっこう好きな人が多く、病院でカラオケ大会などを行ったらお祭騒ぎになり、みんなが歌います。歌えないのは医者くらいなものかもしれません。

●ペット療法

最近は「ペット療法」などという言葉をよく耳にしますが、人によっては非常にマッチする場合があります。医師の勘で、この人ならペット療法が合うとピンと感じることがあるのです。たとえば、子供が皆結婚して家を出ていって、さらにガンで夫に先立たれたご婦人がいました。彼女はうつ病にかかってしまったのですが、どんな薬も効かないし、話をしてもなんの効果もありません。寂しくてしょうがないのです。私は三年間治療を続けましたが治らず、その間彼女は自殺未遂を三回やりました。

あるとき、私は彼女に「猫でも飼ったら?」と言ってみました。すると彼女は四匹も猫を飼い、いっしょに暮らしはじめた。すると、それがきっかけでうつ病が治まってしまったのです。猫は布団のなかに入ってきたりするし、毛をなでることができる。それがスキンシップになっていいのだと思います。いつでも自由に抱けるという点もいいところです。

猫や犬というのは、飼い主の心をつかむのが非常にうまい動物です。どんなにひどいうつ状態の人であっても、犬はしっぽを振って飼い主を迎えてくれます。そんなとき、人はみんな相好《そうごう》を崩してしまうものです。「どんなにしっぽを振ってきても、今日はおれは犬にツンとしてやるぞ」などと言ってみても、そんなことができる人はいないと思います。

それがペットの「癒し効果」です。ひどいうつ状態だったり不安があったりしても、犬や猫が来れば頭をなでる。すると、ペットはすうっと飼い主に近づいてほっぺたなんかをペロペロッとなめる。「うちの主人は最近どうも元気がないな」と、ペットなりに飼い主の気持ちを読んでいるのです。これは薬にはできないことで、その意味ではペットはほんとうのセラピストだと思います。

●森田療法

それから、「森田療法」というものもあります。森田正馬《まさたけ》という人によって考案された方法で、約一週間の「臥床《がしょう》期」、一、二週間の「軽作業期」、一ないし数週間の「社会復帰準備期」を治療期間として過ごします。最初に「絶対臥床」

といって、カーテンを閉めた部屋で本も読まずなにもしないでベッドに横たわって過ごします。自分自身を見つめ、自己と対決し、自分を受け入れる時期です。その後庭仕事や掃除などの労働を通じて生きる喜びを体得し、それから「訓話」といって院長の話を聞き、日記を書いて提出するなどして社会復帰に備えます。

これは、曹洞宗の開祖である道元禅師の禅の修行と非常によく似ています。道元も最初は本を読ませず、作務《さむ》といって日常の仕事をやらせます。そして何年かたつと本を読めるようになるのですが、これはつまり、日常の重要性、日常のなかから自分をつかんでいくということを教えているわけです。

「自分を評価してくれない」「財産を失って生きる力もなくした」などと言って人間は悩み、心に変調をきたしていくのですが、「そんなことよりもまず日常のことをじっくりやってみなさい、掃除をしなさい、農作業もやりなさい」と言われて熱を入れてやらされる。すると、だんだん日常の持つ重みというのがわかってきて、「自分が悩んでいたのは単なる観念のなかのことだったのではないか。こうやって土をいじったりトイレの掃除をしたりすることがわれわれの生活なのであって、それこそ自然な生活であり、そういうことこそが大事なのではないか」と気づいていくのです。

これは仏教でいう「こだわりを捨てよ」ということですから、なにかに強くこだわってしまういわゆる昔の「神経症」や「心気症」「対人恐怖」などの病状には効果があると思いますが、「ボーダーライン」の人などは一週間も寝ていなさいなどと言われたらがまんできず切れてしまいますし、統合失調症（分裂病）や躁うつ病の人もやってはいけません。やはり精神療法は病状によって使い分けなければならないのです。

いろいろな精神療法を紹介してきましたが、要は患者と治療者の心が通じ合い、病状がよりよい状態に向かう関係が作れればいいわけで、「○○療法」などとりっぱな名前がついているからありがたいなどということはもちろんありません。最初からペット療法をやりましょうなどという精神科医はまずいないと思いますし、患者さんとつき合っていくなかでそんな方法を思いつくわけです。散歩しながら天気の話をしていてもりっぱな精神療法になることもありますし、精神科医もあまり専門家ぶるのはよくないのではないでしょうか。型に捕らわれていると、一番大事なものを見逃しやすいということです。

「——療法」をするとか「——派」というものの多くの人は、アメリカで私がみてきたように折衷派が一番多いのです。治療者は様々な治療法を学びつつ、最終的には自分流の身につけ方をするのが一番自然だと思います。

◆いい精神科医の選び方

では、患者の側はどのようにしていい関係を作れる医者を選べばいいのでしょう。いま現に最も多く取られている方法は、「○○医大の精神科は有名だから、そこの先生に診てもらいましょう」といって選ぶことではないでしょうか。

でも、私はその選び方はナンセンスだと思っています。精神科医の武器や本質は人柄であり、経験であり、その人のセンスです。つまり、「人」なのです。だから「どこがいいか」といって探すのではなく、「だれがいいか」という視点で医者選びをすべきなのです。

ところが、そういう情報はなかなか手に入りません。だから結局は○○大学ということになるのです。

しかし、大学というのは論文中心で評価される世界です。精神科も例外ではなく論文主義で、論文をたくさん書いた人が優秀ということになります。けれども、いい論文をたくさん書けるということと、しっかりした精神療法ができるということとは次元が異なります。教授といわれるような人でも精神療法ができるとは限りません。薬を出して、それが治療のすべてだったなどということも少なくはないのです。だから、肩書がすごいからいい医者だと思い込むのは危険でさえあるといえます。

論文ということでいえば、同じ精神科でもアルツハイマーなどを調べる脳病理の研究などを行っている人は、いくつでも論文が作れます。それに比して臨床精神科医は、ひとりの患者を何年も追い、その結果をみて論文を作るのですから数年に論文一つが書けるという世界です。その間に、顕微鏡を用いる研究者たちは一年に五つも六つも論文を書けるわけで、そういう人たちが偉いということになってしまうのです。だから私は、肩書がりっぱだとか名前が知られているなどということで医者を選ぶのではなく、センスがよくて、しっかりした精神療法のできる人を選ぶべきだといっているのです。

具体的には、かかったことのある患者さんに聞いてみるのも一方法だと思います。「この先生はいいと思った」という意見が聞ければ、ひとつの参考になるでしょう。それからもっと大事なのは、精神科医に率直に聞くことです。「私はこのような症状があるので、精神療法を受けたい。どういう先生がいますか」と聞いてみるのです。そういうことは、精神科医がいちばんよく知っているはずなのです。きっと「あの先生がいいと思う」と教えてくれるはずです。

その際、目の前にいる先生にはかからないということになるわけですから、遠慮がちになるのはわかりますが、そこは遠慮せずに、「失礼ですけれどもこういう質問をしてもよろしいでしょうか」と言って聞くべきです。それがいい医者を見つけることができるいちばんいい方法です。そんなことで怒る医者がいるとしたら、そんな医者こそ不適です。すぐに離れるようにしましょう。

◆患者のあり方――治りたい意志を持てるか

患者さんと医師は人間関係で治療を進めるものですから、患者さんの側にも心がけてもらわなければならないということはあります。

第一に、病院に来ても治りたいのか治りたくないのかはっきりしない患者さんがいますが、こういう人はただ時間を浪費させられるばかりでもっとも困ります。少々治りにくい患者さんでも、ほんとうに治りたいという気持ちが伝わってくれば、その熱意にほだされて医者も張り切るものです。ところが、ただ医者をからかいに来ているような、治りたくもないという態度で終始されるのは非常に迷惑なものです。

それから、最初から医者を見下して、「おれの方が偉いんだ」という態度でやって来る人がいますが、このタイプの人もやっかいです。長い間自室に閉じこもっていたなどという人に多いのですが、まず彼らから信頼を得るために、玄関口でたいへんな時間がかかってしまうと感じて意気をそがれます。

「心理学についてはおれの方がよっぽど勉強しているよ。来たくなんかなかったけど、親が言うから来てやったんだ」という態度でやって来て、結果的には、「偉そうに言っているけど、そんなことはだれでも言っていることだ。あたりまえのことなんだよ。そんなことを聞きにわざわざ来たんじゃないんだ。金返してくれよ」などと言う非礼な人たちもいます。「自己愛性人格障害」や「境界性人格障害」に多くみられます。

そんなときは、さすがに私も治療をお断りするようにしています。すると親はたいてい慌てて、「先生、なんとか診てください」と言いますが、「これでは治療になりません。私の力量を超えていますので、申しわけありませんがもっといい先生に診てもらってください」と言うしかありません。

この手の人たちは、結局甘やかされて育った若者たちです。親子のぶつかり合いもなしにペットのようにかわいがられ、蝶よ花よと育てられて家族のなかで一番の権力者になってしまっているのです。権力を自分の家のなかで振り回しているだけなら、困るのは家族だけですからまだいいとしても、外部の人に対してそれを行使するようになると問題です。

彼らは意地を張っているだけなのです。「おれは治りたくもないし、おれの勝手じゃないか。親の言うことなんか聞きたくないし、なんか偉そうにしている医者が不愉快だ」という気持ちを態度で表しているのでしょう。本人が治りたくないのですからこれでは治療のしようがありませんし、別のきっかけを待つしかないでしょう。

もっとも、このような患者にこそ適切な治療者であれ、と言われてしまうと何も反論できませんが、医者も人間であり、力量もさまざまですから無理な挑戦はかえって双方がボロボロになってしまうこともあるのです。

また、今日のようにさまざまな本が出版されていますと、自分で相当勉強している患者さんも見かけられます。それをもとに理性的に自己分析しているのならいいのですが、その知識を生半可にひけらかして、治療にくちばしを入れられるようなときはやはり医師として困ります。

たとえば、「私はACなんです」などと言って来診する人もいます。ACとは「アダルト・チルドレン」の略語なのですが、この言葉自体正式な精神医学の言葉ではなく、また実証もされていない概念なのですから、そういう発想を自分でこねくり回すのは危険だといえるでしょう。

話はそれますが、アダルト・チルドレンとはアメリカのある女性が自分の著書に用いた言葉です。彼女の夫がアルコール依存症になってしまい自助グループに入り、依存症から抜け出そうとします。しかしその過程において父親が暴力や異常な対応をするために荒れてしまった子供のことを分析し、成人したときにはこのような特徴があるということを書いた著書です。

内容は非常に大事なことを突いていると思うのですが、日本ではまだだれもこの本に書いてある内容を検証していません。学問的な裏づけをもってしっかりと検証すればこういう言葉や概念をみんなが使えるわけですが、まだそこまでは行っていない。それを素人である患者さんが自己規定に使ったりすると、間違いのもとになることもあるということです。

◆親のせいだけではない

アダルト・チルドレンは、親のせいでひとつの病状に陥ったわけですから、親の責任で異常をきたしている人たちを「アダルト・チルドレン」と呼んでいるという傾向もあります。特に最近は、親が悪いからこうなったという論調が非常に目立つように思います。実際、そのような病理的な親というのも存在はします。

しかし、私はなんでも親が悪いからこうなったというのは情緒的であり、やつ当たりの相手を親に見つけて怒っている人も多いと考えます。親と子を公平に、客観的にみる視点が必要です。

アルコール依存症もそうですが、身勝手な親に育てられたから逆にりっぱになったという人だっているわけですし、なんでも親のせいにするのは、ある意味で自分の努力を放棄して責任だけを親になすりつけるすり替えです。自分を甘やかすためのトリックではないでしょうか。

たとえば大学受験を失敗した。入ったけれども行きたい大学ではなかった。あるいは希望の職場ではなかった。そう言って登校拒否になったり、学校を中退したり、会社を辞めてしまったりする人たちがいますが、そういう人たちに自分の責任をすべて親に押しつけてしまうような傾向が多いのです。自分はアダルト・チルドレンだという言い方だけでそんなふうにされたら、親の方がたまらないと思います。

また、心理学者や精神医学者のなかにもアダルト・チルドレンを支援して、父親が悪いからこうなった、母親のせいであああなったと著書やマスコミ媒体などで主張する人たちがいますが、もし責任を持って発言するのでしたら、学問的にしっかりと実証していただきたいものだと思います。

無責任に、親が悪いからこうなったなどということを情報媒体で吹聴《ふいちょう》されると、家庭内で権力を握っている子供たちは大喜びです。「わかった。おれの人生がうまくいかないのはやっぱり親のせいなんだ」と受け取って、家庭内暴力がますますひどくなるということもあるのです。親に対して、「この野郎、おれはおまえのためにこうなったんだ。謝れ」などと言って暴力を振るうのです。

実際、そのような経過を経て子供が親に猛反発し暴力を振るい、最終的にその子は自殺したという例もあります。このときは、私はその本を書いた方に電話をして抗議しました。「子供にも問題があるのに、すべては親が悪いと言ってしまったら、家庭内暴力が広がるばかりです。もっと実証的なことを書いてください」と言ったわけです。

◆患者の人権をどう考えるか？

家庭内暴力といえば、一九九六年に父親が金属バットで息子を殴り殺すという事件がありました。多くの人は、自分ならどう対処しえただろうかと暗澹《あんたん》たる気持ちになられたことと思います。

あの場合、息子は家庭内で完全に権力を握り、親はじっと耐えるべきだと周りから言われてそうしたわけですから、仮に病院に連れてきたとしても、「うるせえな。てめえには関係ないんだよ。おれの勝手じゃねえか」と言って帰ったはずです。ですから私は、あの場合は子供を閉鎖病棟に入れるべきだったと思います。私の経験では、どんなに荒れた子供でも閉鎖病棟に入れば、もう自分勝手に逃げられないとわかりますから、意外と簡単に謙虚になるものです。では暴れる本人をそこまでどうやって連れていけばいいのかという疑問が残りますが、方法はいろいろあります。たとえば「患者輸送代行会社」などというのもあるのです。しかし厚生労働省は認めません。ですが、家族がその子を連れていくのは容易ではありません。その他の精神障害も、重症であるほど病院に連れていくことができません。軽い人だけが治療を受けられるということになります。このことこそ非人権的です。

たとえば病気の自覚がない重症の統合失調症（分裂病）患者が暴れているようなとき、人権を振り回して放置していたら危険です。重症の家庭内暴力の場合も同じです。このとき人権を言い出したら、家族が危険にさらされるのです。みんなが基本的人権を有しているというのに、患者ひとりの人権を主張して周りの多くの人たちの人権が無視されたらこれは理不尽ではないでしょうか。

たいてい、軽症の人は自分から病院に行きますが重症だと病気の自覚がない人が自分から病院に行くはずもなく、家族が連れていくのも不可能なことが多いのです。このような患者をどう医療に導くのか、厚生労働省からちゃんとした対応策が提示されているとはいえません。人権は患者ばかりでなく周囲の人にもあるはずです。

あの金属バット事件のときも、親が相談したカウンセラーから、「絶対に子供の言うことを否定してはいけない。受け入れなさい」ということを言われたために親はがまんにがまんを重ねていたということですが、このロジャーズ的受容は文化を否定した対応です。暴力はなんであれいけないのです。

大事なことは、事態を収拾して患者を治療することです。「医療保護入院」という手段があり、家庭内暴力がひどい場合には、精神保健指定医保護者の判断で入院させることができると規定されています。

私の経験では、家庭内暴力を振るう子供たちはたいがい過保護で育ち、気の弱い子たちが多いのです。次の会話は、私と家庭内暴力を振るった子供の会話です。

「どうして暴力を振るうの？」

「お母さんが言うことを聞かなかったから」

「じゃあ、きみの言うことを聞かなければ暴力を振るってもいいの？」

「おかしいですか?」

「おかしいに決まっているじゃない。お母さんはきみを保護し、食事を与え、お小遣いを与えているんだ。きみはお母さんの保護下にあるんだよ。そういう人に暴力を振るう権利があると思うの?」

「………」

「たとえばきみがぼくの言うことを聞かなくて、ぼくがきみを殴るとしよう。きみはそれに耐えられるかな。それはやめてって言うだろう。だったら、お母さんにも暴力を振るっちゃいけないということはわかるだろう」

そんなやりとりを続けるうちに、その子は泣き出していました。そして、やったことを後悔しているんだけど、自分の思い通りにならないことが多く、どうしても抑えきれなくなってしまったと説明してくれました。そうです。ほんとうにこの子が殴りたいのは自分自身なのです。自分を殴らなければならないときに人を殴っているのです。そういうことに気づかせ、一歩ずつ心の歪みを正していくのが心の治療なのですから、もっと勇気を持って病院を利用してもらいたいと思います。

第四章

傷つきたくない「いい子」の危機

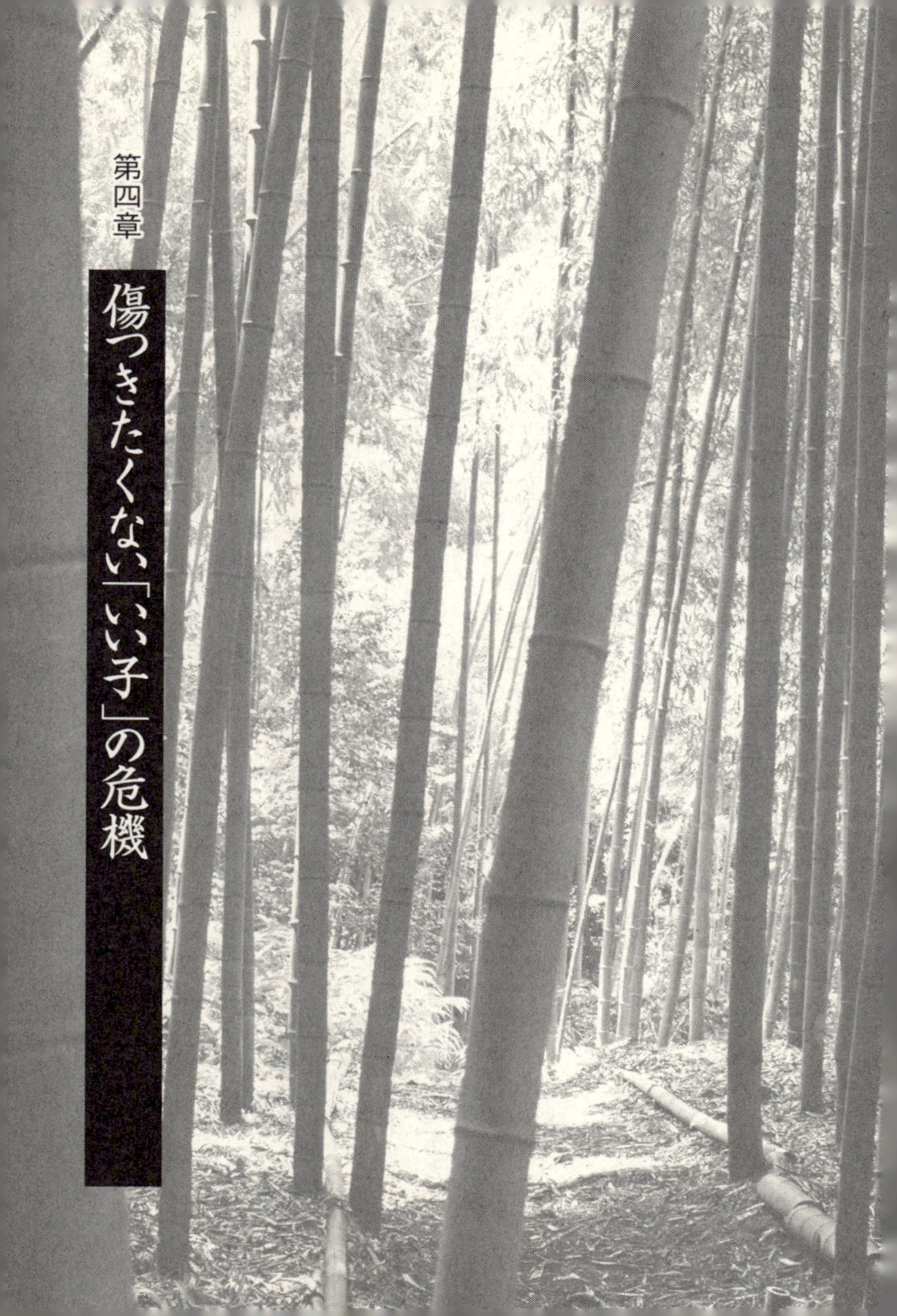

◆核抜き家族で甘やかされる「いい子」たち

心を病むということは、自分の苦しみのため（稀に人に苦しみを与えるため）通常の生活に支障をきたすということです。しかしこのような病的レベルになる前に自分としてのまとまりに欠けた、つまりはアイデンティティの障害があることが普通です。これを「アイデンティティ・クライシス」（自己同一性の危機）と呼んでみたわけですが、その大きな理由のひとつに、いままでみてきたように、自分と他人との関係、自分と家族との関係、自分と社会との関係などのなかで、自我が確立できなかったり表現できなかったりすることをあげることができます。

前章でも取り上げたように、現代は家庭内暴力、少年の犯罪、親による子の虐待など、家庭にかかわる問題が多いといえます。そこで、ここではまず家族関係の現在から考えてみましょう。

結論からいうならば、本来はやはり子供のために家族としてお父さんとお母さんがいなければならないのです。大家族だった昔なら、おじいさんやおじさんなど、父親代わりになる人たちがいたから問題がなかったのですが、いまは各家庭が完全に孤立した核家族になり、そして核であるべきお父さんが会社にかすめとられて「核抜き家族」に変形してしまいました。

そうなると家にはお母さんと少数の子供しかいませんから、やおら母子密着型の家庭にならざるを得ません。ほんとうはお母さんがお父さんの役割も果たせればいいのですが、やはりひとりでは無理が来るのもやむをえないのでしょう。近所づき合いや親戚の出入りなどで家庭に世間の風が入ってくればまだ救いはあるのですが、最近は各家が孤立してそれも望めないようです。

そうすると、母親は子供との対立を避け、母子べったりという関係をとることが多くなります。そのため子供はひ弱な過保護児となり、いじめに遭ったり登校拒否を起こしたりするのです。

そんな家庭には、やはりお父さんの影がみえません。帰宅はしているのですが、家庭での役割と力がないのです。すると甘やかされた子供は家庭内で権力を握り、お母さんにだけは強くなります。そこで家庭内暴力を振るうことになるわけです。

そもそも、後述するように、国際社会で家庭内暴力というと、普通は親が子供に暴力を振るうことをいうのです。ところが、日本では子供が親に暴力を振るうことを家庭内暴力という。これは世界的に異常なことといえます。

どうしてそんなことになったのでしょうか。その問題のヒントを、一九八一年の総理府青年白書が発表しています。つまりその調査発表によると、日本の家庭内暴力は一九六〇年ころからみられるようになったというのです。

一九六〇年といえば、日本の高度経済成長が始まった年です。これはいうまでもなく、それまでは食卓の主座に座って家族全体を見渡していたお父さんが家を離れ、欧米諸国の生活水準に追いつくために、「会社」という戦場に駆り出されて企業戦士として出兵した時期を意味します。

つまり、日本ではこのときからお父さんが家からいなくなり、実質上の母子家庭が現出していきました。そのかいあってというべきか、日本経済は急激な右肩上がりの成長を続け、欧米諸国に追いつくどころかあっという間にそれを追い越し、アメリカに次ぐ世界第二位の経済大国になってしまいました。

ところが、それでもお父さんたちが企業戦士という兵役を免除されることはありませんでした。一九七〇年代に始まった石油ショックを経ても、バブル経済という異常な時代を経ても、そのバブルがはじけて金ではない新しい価値観を見出さなければならないといわれる現在に至っても、リストラの嵐のなかでお父さんたちはまだ会社という戦場で戦っています。そしてまだ家には帰っていないのです。

このような光景は、欧米諸国にはなかったものです。高度成長という日本の特殊な時代背景が家庭からお父さんを奪い、子供が母親に乱暴を働くという極めて特殊な日本の家庭状況を作っていったものと思われます。

しかし、この平成不況を機に、リストラされることを待つのではなく、お父さんたちは会社という戦場から心を解き放って家庭に帰り、新しい生き方を模索すべきだと思います。そして家庭を再構築し、新しい幸せを作り出さなければならないのではないでしょうか。

◆いじめの標的になりやすい子供の性格

いつも父親が不在で、お母さんからペットのように育てられた子はひ弱ですから、家では権力を握っていても学校に行くといじめに遭いやすいものです。子供の世界もある意味では生存競争がありますから、弱い子はいじめられます。いくらいじめはいけませんと言われても、いじめる子は陰でいじめます。特によく泣く子はかっこうのえじきで、泣くのがおもしろいからまたいじめられる。いじめられる子は大体気が弱いのですが人にやさしくいい人が多いものです。しかし「いい人」をもって自己防衛だけに頼るのは危険です。自分を守る力も必要なのです。特に精神的力、信念、ポリシーを保てる力です。

ところで多くのいじめられっ子は、母親がそのことを知って、PTAなどで「うちの子がいじめられた」などと問題にすると、「なんだ、あいつまだ母さんに頼ってチクッて」ということになり、今度はシカトに遭ってみんなから無視されることになります。そして登校拒否などが始まり、まったく解決がつかない泥沼の状態に陥るわけです。

日本の子供たちのなかには、いじめは悪いことだという意識がそんなに浸透していないようです。アメリカと日本で、同時に中学生とその母親に対して行われた意識調査があります。そのなかに「いじめに対してどう思うか」という質問項目があり、「絶対にしてはいけない」と答えたのはアメリカで九四・四パーセント、それに対して日本ではわずか六四・二パーセントでした。アメリカの社会や家庭が持っている正義感や倫理観が、日本では極めてあいまいであることを表している調査結果だと思います。

また日本の別の調査では、いじめる側の六一・一パーセントが「学校はとても楽しい」と答えており、当然のことながらいじめられる側では二一・一パーセントしかありませんでした。このいじめる側の子供たちは、勉強やスポーツが苦手という調査結果も出ています。つまり、いじめっ子たちにとって学校のなにが楽しいのかというと、唯一いじめであるということができるかもしれないのです。

しかしいじめは子供ばかりではありません。大人、政治家、官僚、学校の先生方、ＰＴＡ、医者の学閥制度、教師の学閥傾向、これらは皆大人の立派ないじめなのです。その大人が子供のいじめをなくそうと言うのですからこっけいな状況になるのです。

ところで、いじめられっ子というのはどういうタイプの子供たちなのでしょう。前述のように、彼らはひ弱で自己主張ができません。だから、自分が受け入れられないようなところには極力行きたくないとして引っ込み思案になります。先述の概念で言えば、「回避性人格障害」ということができます。また、やはり自分を主張できずに人のあとばかりついていこうとする「依存性人格障害」の子供たちも、かっこうのいじめの標的になります。

本来は、その子供たちが強くなって対人関係能力を身につけ、学校でいじめっ子たちにいろんな形で負けないように工夫すべきなのです。

しかし、そのためにはやはりお父さんとお母さんが家庭にいて、自分の家の秩序や倫理観というものを教えて身につけさせていかなければ、そのような力はなかなか発揮できません。繰り返しになりますが、その意味でも私は、過保護、いじめ、家庭内暴力、不登校といった一連の社会問題は、初期のしつけ方の低下と家庭からお父さんという核が消えて、母子密着になってしまっていることにその原因を求めることができると思っているのです。

◆不登校・出社拒否に陥る「いい子」たち

母親には強くても、対人関係が結べず自己主張ができない若者たちは、学校や会社が怖くなって、行くのをいやがるようになります。つまり、自分の自尊心が傷つけられることを恐れて人のなかに入っていけないのです。これも明らかに「回避性人格障害」といえるでしょう。ご存じのように、不登校や出社拒否がものすごい勢いで増えていることは確かです。

もちろんその陰には、高度成長を支えるために作られた日本の競争序列社会が、若者たちをそのような方向に追いやっているという問題もあります。純粋でごく普通の「いい子」たちが、学校に行くと偏差値・成績によってレッテルがはられ、序列化された大学に入るためにむちをあてられます。その競争からはずれてしまった子たちは取り残され、学校に行きづらくなるのは必然でしょう。

また、大学に入っても序列は続き、会社でもさらに序列に組み込まれて相対化されてしまうのが現代社会です。そのような日本の学校制度・社会制度が若者たちを不登校・出社拒否に追いやっているというのも事実だと思います。

しかし、現実社会に生きている人たちは多かれ少なかれだれでも競争序列社会に巻き込まれているのであり、彼らにしても耐えなければならないことなのです。たぶん、競争から取り残されることがすべてを失う決定的な敗北なのだと彼らは思い込んでいるのかもしれません。もしそうだとしたら、やはり小さいときから競争をあおったお母さんたちにも少なからぬ責任があるといえます。

ところで、成績が学校でトップクラスで、「いい子」の代表のような子にも多く不登校がみられるのです。彼らは小学校や中学校で一、二番の成績だったのに、その上の学校に進学したら五番に落ちてしまったなどということでショックを受け、不登校が始まります。

これは明らかに、「自己愛性人格障害」と呼ぶことができる子供たちだと思います。極度にプライドが高く、自己万能感を抱いているため、一番でなければ気がすまないのです。しかし、人間というものは、ひとりひとりの顔が違うようにそれぞれの人が自分にしかない個性や能力を持ち、さまざまな場でそれを生かして生きていくことができる存在です。なにもいい大学を出て、官庁や一流企業に入ることだけが成功なのではありません。ビッグバンが到来したといわれる現在は、いままでのそのような価値観が通用しなくなるということを日々あらわにしているはずです。回避性人格障害の子や自己愛性人格障害の子には、そのようなものの見方を知らせ、視野を広げてあげなければならないと思います。

◆対人関係の処理能力が欠如している

また、そんなに多い例ではありませんが、いくら勉強しても「わかった」という納得が得られず、勉強が続けられなくて不登校に陥る子もいます。これは完全癖の子供たちで、「強迫性人格障害」に類別できるでしょう。

彼らは一文字一文字、一行一行を見て理解し、納得できなければ気がすみません。そこにわずかでも納得できないところがあると、不安感にとらわれて前に進めなくなってしまうのです。やはり、まじめで「いい子」を象徴するような子供たちです。

しかし、ものごとを完全にわかるなどという人間はいないといってもいいでしょう。だいたいがアバウトに理解して、「たぶんこんな意味だろう」と納得して前に進むものです。彼らには不完全であることが人間としてあたりまえのことなのだということをわからせる必要があります。

また、自分の顔が醜いから人に笑われる、スタイルが悪いからばかにされると思い込んで劣等感を抱き、学校や職場に行けない人々もいます。これを「醜形恐怖」といいますが、彼らは実際は醜くもないしスタイルだって悪くはないのです。

もうひとつ、自分の体からへんなにおいがするために人に嫌われると思い込んで不登校や出社拒否に陥る人たちもいます。これを「自己臭恐怖」「自己臭妄想」といいますが、口臭とかわきの下、あるいは性器などがにおって人に嫌われると思っているのです。そして閉じこもったり、または人前に出ても口をきかず、隠れるようにしてじっとしているなどという態度がみられます。

やはり実際にはそんなにおいはしないのですが、彼らは自分に自信がなく、人に受け入れられないのではないか、プライドが傷つけられるのではないかという恐怖があり、その対人関係の貧しさを自己臭に置き換えているのです。

このように、同じ不登校・出社拒否といっても、さまざまなタイプのものがあります。しかし、その根っこはやはり母子密着型の家庭で甘やかされ、対人関係を処理する能力が育っていないことを指摘せざるを得ません。家庭にはやはりお父さんがいて、母子よりもまずお父さんとお母さんの関係があるんだということを子供に知らせ、決して子供が家庭の王さまや権力者ではないことをわからせたうえで人とのつき合い方、社会性などを身につけさせる必要があります。

◆母子密着と家庭内暴力は背中あわせ

お母さんたちのことをだいぶ悪くいってしまったように思われるかもしれませんが、いちばんつらいのはたぶんお母さんでしょう。家に頼るべき夫が不在で、いつも不安と寂しさのなかで子育てに励まざるを得ないのです。寂しさは子供を慰みとしてかわいがることになりますが、どんなにかわいがられても不安は子供に伝わってしまいます。すると、それが母子の相互依存の共生関係となってしまい、過保護につながっていくのです。

さらに、前述のように日本は高度成長を突っ走り、学歴社会という枠を作り出しました。一流の中学を出て一流の高校に入学し、一流の大学に入って一流の会社に入社する。そうなることによって収入は保証され、一生身分も安泰で幸せに暮らせるという神話がすっかり定着してしまったのです。

そうなると、お母さんたちは自分の子供がこのレールからはずれたら一巻のおわりだと考えざるを得ません。その結果、子供にこの学歴序列社会で競争に勝ち抜くことを期待するようになります。

一方子供は、この期待に応えることができなければ母親の愛を失い、また社会的にも敗者になってしまうと思い込みます。そして母親の期待に添えるような「いい子」になろうと努力するのですが、期待に応えられないような状況に至ると、どうせ自分はだめな人間なんだとふてくされ、怒りを母親にぶつけて暴力を振るうようになるのです。多くの母親がえがく「いい子」は母にとっての「いい子」であって本人にとっての「いい子」ではないことが多いのです。つまり自己主張と自立心が乏しいのです。その力が不十分だと退行した甘えを含んだ怒りとなります。

その怒りは、実は自分自身に対する怒りです。ほんとうは自分自身を殴りたいのですが、その対象が母親に移行してしまったのです。だから、彼らは母親をいじめているというよりは自分をいじめているという感覚でいます。

そのため、お母さんを殴ったあとで「ごめんね」と謝り、またお母さんがけがをするといち早く救急車を呼んで病院に運ぶといった奇妙な行動がみられます。

実際、大けがをするくらいの暴力ざたが行われているのだから母子の仲が悪いのかというと、彼らは目配せをし合い、手を握り合ったりして不思議なほど仲がいいのです。非常にわかりにくい関係ですが、もうひとつ、そんな場にはお父さんがちょこんと離れて座っており、事情を聞いても、「家のことは任せてあるんでよくわからないんです」と頼りなげに答えるのも共通したことです。やはり、お父さんが役割を果たしていないのではないかということとともに、いまこそそれが必要とされているということを予感させる光景のような気がします。

◆家庭の中で疎外される父親

では、お父さんは具体的にどうすればいいのでしょう。考えてみれば、日本では明治時代ころから、父親の役割は冠婚葬祭のときの仕切り役くらいしかなくなっていたように思います。それでも、子供に問題があったときは母親が父親の前に子供を連れ出し、「お父さん、たまにはしかってやってください」などと言って祭り上げていました。大家族という共同体を守らなければならないという課題がみんなにありましたから、時代背景としてまだ父親にそのような存在感は与えられていたわけです。

ところが、戦後大家族制度が崩れて核家族になり、民主主義の時代になると、かつてあったお父さんの役割は完全になくなってしまいました。ですから、お父さんは自分の役割を実力で獲得するしかなくなったのです。具体的には、自分も育児に参加し、子供の教育方針にも意見を言い、家計にも家事にも参加して自分を家庭のなかでアピールしていかなければ、父親としての存在は確保できないということです。

しかし、残念ながら日本にはそういう文化がありませんでした。したがって、たいがいのお父さんたちは、ただ自然にいれば父親としての存在感や力は受け身の形で与えられるものと錯覚しているのです。そこで、普段は顧みもしなかった自分の家で家庭内暴力が生じているなどということを知ると、いままでなんにもやらなかったお父さんが出ていって、「おまえ、なにをしたんだ!」などと子供に強圧的に迫ろうとするわけです。

しかし、子供の方が父親に役割も力もないことをよく知っています。だから父親に向かって、「うるせえな。おまえなんか会社に行ってればいいんだよ。てめえなんて家になんの用事も役割もないじゃないか。会社行って稼いでくればいいんだ。会社行け、会社」と反抗してきます。

するとお父さんは、「なに、おまえ、親に向かってよくそんな口がきけるな！」ということになって、家庭内暴力を抑えるどころか新たな火種を作ってしまうわけです。

これは非常に怖いことです。こういう局面になれば、たいがいのお父さんはキレてしまいます。こうならないためには、子供が小さいときから育児に参加し、育つ過程でずっと子供とつき合っていくしかないのです。

◆ナイフ少年の自己顕示欲

では、子供の方はどのように推移するのでしょうか。いい子だった子供が、ある日突然暴力を振るい出すわけではありません。もちろん前兆があるのです。

初めはイライラし出して、ものを壁にぶつけたりして壊すことから始まることが多いようです。身の周りのものを壊しはじめて、だんだん電話を投げたり玄関のドアを壊したりとエスカレートしていきます。そしてお母さんが「やめなさいよ！」と入っていくと、今度は母親にそのほこさきが向かい、家庭内暴力になっていくのです。

その子が中学後半から高校生くらいになっていると、お父さんが突然入っていって実力行使をしようと思っても、まずかないません。特にバットや包丁などを持ったら、もう警察に頼むしかないでしょう。

そのように甘やかされて育ってきた子は、学校のなかでも目立ちません。勉強でもスポーツでも目立ちませんし、裏の世界というか、ワルの連中にも目立ちません。彼は、自分が霞《かすみ》のような存在でしかないということをよく知っています。でも、「それでもいいや」と思っている子が大部分なのです。自分は霞のような存在でいいし、それ以上のことは望まないとしてただ漠然と生きているのです。

だから外ではあまり問題を起こさない「いい子」なのですが、中にはひ弱なのに自己顕示欲だけが強い子もいます。そういう子がナイフなどを持つことになるのです。ナイフをみんなの前でちらつかせて自分を顕示する。すると、周りも「あいつ、あんなもの持ってやがんの」ということになり、一目置かれるようになります。

そういう子は、自己顕示欲が災いして虚勢を張ってしまいます。「おれはこれを持っているから、だれだって傷つけることもできるし、殺すことだってできるんだ」と大きく出てしまうわけです。栃木県の黒磯中学校で生徒が先生を刺し殺すという事件が起きましたが、その子などはまさにこのパターンです。

その子が授業中トイレに行っていたら、先生から「いくらなんでも長すぎる」と注意を受けました。そこでその子はナイフを出して、「先公なんか殺してやる！」と叫んだのです。子供の世界には独特のものがあり、そういう凶暴な言葉に称賛を浴びせるというおかしな風潮があります。「こいつ、ほんとうにやる気だ。すごいなあ」と、その子も一目置かれてしまったのです。そうなると、先生に叱られたとき「すみませんでした」と謝る勇気はないのです。それではかっこうがつかないのです。彼は虚栄心で先生を刺したのです。たかが「虚栄」のために一人の命が失われたのです。

ほんとうは、先生が逃げてくれればよかったのです。そうすれば、「ほら見ろ、あんな先公、女なんだし、弱いじゃないか。おれがやれば逃げるんだ」と、彼もかっこうがついたのです。ところがその女性教師は逃げるどころか、「やめなさい、そんなこと」と言って身動きもしませんでした。すると彼にはもう立場がありません。殺すと言った手前、引くに引けなくなってしまいました。ここで逃げ出したらみんなにばかにされるだけだというので、凶行に走ってしまったのです。

そういう子は、だいたいクラスのなかでは目立たない子です。しかし、自己顕示欲に誘導されて自分を見失っていったという例だと思います。その自己顕示欲は、やはり少子化によって過保護に育った自己愛のようなものに支えられているのでしょう。

◆親友だから悩みを打ち明けられない!?

私はいま子供たちがいちばんほしがっているのは、「親しさ」だと思っています。いまの子供たちの関係というのは実に浅い。だから、彼らの間では「親友」という言葉がすでに死語になっています。

ほんとうは、彼らはいやなこともすべて含めてさらけ出し合える本音の親しさがほしいのですが、それは得るべくもなくなっています。彼らに言わせれば、親友とは自分の悩みやいやなことは絶対に話さない仲なのだそうです。そんなことを話したら嫌われてしまう、親友に逃げられてしまうというのです。だから、みんなが人に嫌われない「いい子」になってしまいます。

ではそういう本音の部分はだれに話すのかというと、お母さんだといいます。お母さんが親友のそのような部分を全部引き受けているために、彼らの親友にはいいこと、楽しいことしか話さない。だから彼らは真の親友を失っているといえそうです。

携帯電話がはやるのも、フェイス・トゥ・フェイスの対人関係が苦手だからという側面があると思います。電話なら直接顔が見えないから、安心して長電話ができるのです。いまNTTをいちばん喜ばせているのは、女子中学生、高校生です。インターネットは特に対人恐怖症の人で「オタク」が多く、秘かな犯罪もそれによって生じることもあります。

直接会うと、表情が手に取るようにわかるからへたをすれば相手を傷つけてしまうかもしれない。また、自分も傷つけられたくない。彼らもやはり「いい人」でいたいのです。それならば、電話なら顔も見えず間接的ですから、割に気をつかわないで自分をさらけ出せるというわけで空前の携帯電話ブームが起きているのです。

なぜそんなことになってしまったのでしょう。ひとつには、子供同士で遊ぶことがなくなってしまったということがあげられると思います。そのため、お互いの心や感情の結びつけ方がわからなくなってしまった。いっしょに遊んでいれば自然に覚えることとなのですが、社会から遊びが奪われてしまったということではないでしょうか。現代は、受験、塾、習いごとで時間が奪われ、遊ぶ場所もなくなってしまいました。

ですから、いまの子供たちは遊ぶのにアポイントメントをとらなければならないといいます。「何曜日の何時から何時までならば空いているけれど、あとは時間がないなあ」と言ってゲームセンターなどで会う約束をします。そしてなにをやっているかというと、ひとりがゲームをやっていてもうひとりは黙ってそれを見ているだけというような異様な光景を現出しているのです。

時々家で遊んでいる子供たちを見ていても、二人だけがファミコンをやっていてあとの三人は黙ってコミックを読んでいるなどということが普通になっています。要するに、ほんとうの親しさに触れるような機会は彼らから喪失してしまったといえるでしょう。

◆セックスは親しさを得る手段にすぎない⁉

親しさを求める彼らの心は、セックスに向かうこともあります。ほんとうの、肌と肌を触れ合える関係がほしいからです。それが体の早熟化と相まって加速されているという側面があります。

早熟化の方は「性の加速化現象」といわれていますが、要するに先進国ほど早く第二次性徴が出るということです。女性の初潮は百年前より二歳早くなっていて、いまは十二歳。男性の夢精現象も二歳早まっています。

だから中学生の援助交際ができるわけです。昔は中学生などというとほんの子供という感じでしたが、いまはりっぱな性の大人になってしまいました。だから男女が仲よくなったら、すぐにセックスにつながっていきます。高校生くらいの男女なら、まじめな子であれ、ふまじめな子であれむしろセックスの関係がある方が普通です。

数字のうえでは高校生までの性体験が二十数パーセントと出ていますが、実質上は三〇パーセントを超えている可能性はあります。意識調査では、いまの中高校生の八〇パーセントは愛があればセックスしてもいいと答えています。つまり、中学生でもセックス・スタンバイ・オーケーなのです。

それでもアメリカの中高生と比べれば、まだ少ない方です。アメリカでは中高生の八〇パーセントはセックス体験がありますから、ない若者たちの方がすごく焦っているというのが実態です。お母さんまでが心配して、「あんた、どうしてガールフレンドできないの?」と息子に問いただすくらいです。

したがって、いまの若者たちにとってセックスはそんなに価値がなくなってしまいました。おじさんたちにとってはまだまだ価値があるので、「援助交際」が成り立っているだけでしょう。彼らがほんとうにほしいのは「親しい関係」なのです。彼らにとってセックスは親しさを得るひとつの手段にすぎないのです。

◆摩擦や衝突を避ける現代っ子たち

彼らがほんとうの親しい関係を手に入れることができないのは、友人との摩擦や衝突を避けているからです。しかも小さいときから友だちとぶつかり合って遊ぶということを知りませんから、実際にトラブルが起こったとき、彼らは自分たちで解決することができません。修復能力が低下しているのです。

要するに、いまの若い人たちは傷つくことを恐れ、また人を傷つけることを恐れて感情のぶつかり合いを避けているということです。だから一見やさしくておとなしいいい子で、こぢんまりとまとまっていていうことがないようにみえるのですが、本音を言い合える親しい関係がありませんから、孤独で寂しくて、問題解決能力にも欠けているのです。

いつからそうなってしまったのでしょう。私は、いわゆる「七〇年安保」がひとつの境目だったような気がします。一九七〇年に日米安全保障条約締結阻止を叫んで行われた政治闘争で、東京大学の安田講堂を舞台にして学生と機動隊の激しい攻防が展開されたのです。このときは安保問題に限らず、学問とはなんなのか、権力とはなんなのか、権威とはなんなのかというようなことまで盛んに議論され、大学教授が教壇から引きずり下ろされるなどの問題も多く起こりました。

学生が大学教授に、「いったいあんたの研究はだれのためにやっているんだ」とつめ寄ると、教授はおどおどして「自分の趣味です」などと答え、「じゃあ子供の遊びと同じじゃないか」と笑いものになり、象牙の塔の空虚さが露呈されたり、大学教授の権威などというものはなにほどのものでもないと相対化されたりしたものでした。

そうやって権威・権力を相対化した学生たちが英雄的だったのかというとまったくそんなことはなく、警察権力が入ってくるとさっさと逃げ出してやがて就職活動に走ったり、自己保身したりして人間の業《ごう》をあらわにしてみせたものでした。

しかし、そこに激しいぶつかり合いと議論・討論があったことは事実です。激しいぶつかり合いのなかで、人間の醜さや美しさに触れることもありました。少なくとも、当時の学生たちには傷つくことを恐れるといった後ろ向きの態度はありませんでした。

ところが、この七〇年安保を境目にして社会は急激に個人主義に傾いていき、人々はぶつかり合いを避けて傷つくことから極端に身を守るように変化していったように思います。そしてみんながやさしく、「いい人」になっていったのです。『僕って何』という小説がはやりましたが、そんなふうに、みんながやさしくなった代わりにアイデンティティを失っていったともいえます。そつがないとみえる反面、なにか霞のような存在の人々が増えていったのです。

◆子供をしかれないやさしい親たち

アンケートによると、いまの若者たち自身、自分がわからないと言っているのです。つまりアイデンティティがないということですが、その率は四〇パーセントにも及んでいます。四〇パーセントといえばほとんど半分近くです。半分近くの人間が自分はどういう人間なのかはっきりしないといっているのですからこれは驚くべき数値といえます。「これはおれの仕事、おれの領域だ。ここだけは譲れない」というものがなくなってきているのです。

この世代の人たちが金科玉条としているのは、家庭を作ってそれを守ることです。会社や仕事に生きがいを求めるのではなく、家族相互の愛情で幸せな家庭を作り、そこに生きがいを求めるんだということになります。

そうすると、彼らこそ前述の「お父さんは家庭に帰れ」という呼びかけに応える理想の父になりうるのではないかと思われますが、そうは簡単にいかないようです。というのは、彼らはやさしすぎるのです。ぶつかり合いを知らず、傷つかず、傷つけないように育ってきている彼らは、子供にどちらがお父さんでどちらがお母さんなのかわからないような対応をすることになります。つまり、両者とも共通に愛情を注ぎ、しかることができないのです。お父さんとお母さんの区別がないから、逆にお母さんがしかる役目を負わなければならなかったりします。やさしい世代も、行き過ぎるとやはり家族のなかで存在感がないということになります。

それもやはり、だれに対しても「いい人」であろうとする態度の発露だろうと思います。親自身、自分が傷つけられたくないし人を傷つけたくもないということでぶつかり合いを避け、やさしくやさしく生きてきた世代なのです。

その生き方が子育てにも反映されてしまうわけです。彼らは子供に対しても、傷つけないように腰を引いて接します。そのため、子供はますますひ弱になるという悪循環に陥っているのが現代のような気がします。いわば、ひ弱さを再生産しているわけです。

◆アイデンティティの喪失とナルシシズムの肥大

衝突やケガのない人生というのは、人間のスケールを小さくしてしまいます。いつも相手の言葉や顔色をうかがいながら行動したり発言するわけですから、周りからみればじゃまにならない「いい人」かもしれませんが、本人は小さくこぢんまりとまとまらざるを得ないということになってしまいます。

しかし、それは本人が外に向かったときの話です。逆にカメラをその人の心の内側に向けたとき、実は、その幻想の世界では、「ほんとうは自分はすごいんだ」という自己愛が大きく渦巻いているのです。現実のなかでは自分はちっぽけな存在でしかないということは十分自覚しているのですが、幼いときから母親によって与えられた自己幻想、「おまえはすごい能力を持っているんだよ。特別な子なんだよ」というメッセージが心のなかにしっかりと残っています。

先ほど触れました七〇年安保以前の若者たちは、学校で教授たちとぶつかり合い、学生同士で遠慮容赦のない討論をし、家では自分の親ととことん議論をするという経験を持っていますから、逆に現実というものをいやというほど知っています。自分に特殊な能力がある、自分は特別だなどと思えるはずもありません。だから、彼らは粗雑でデリカシーに欠けるかもしれませんが、アイデンティティだけはしっかりしています。自分はこういう人間であり、このように生きているんだというものをしっかりと持っているのです。

彼らに比べて、それ以後の世代は他人との衝突を知りませんから、外に向かえばアイデンティティはないし、内に向かえばナルシシズムが肥大化しているということができます。彼らの自我は外に向かっては無限小だし、内に向かっては無限大なのです。そして、その矛盾を抱え持っているといえるでしょう。

外に行けば他人におびえているから彼らの自我は無限小に縮まるし、家に帰れば家族に完全防御されているから無限大に広がる。そしてその無限小と無限大をインテグレート、つまり統合するのではなく、両方を容認したまま交差して生きているわけです。だから、彼らは自我が肥大しているといえばその通りだし、こぢんまりとまとまっているというのもその通りだといえます。

いまの若いものは大きな夢を持たなくなっているといわれればそれもあたりだし、逆に大きなことばかり言っていて実行が伴わないじゃないかといわれればそれもあたっているのです。

◆新・新宗教に走る素直で信じやすい人

七〇年安保以後に育った人々は、現実の世界ではなんの力も持っていないことは自分で十分承知しています。ところが、おまえは特別な子だという母親からのメッセージが記憶のなかに残っていますから、そこを刺激されると突然新興宗教に走ったりしやすい構造を持っています。いまは新興宗教といわず、新・新宗教というのでしょうか。ともかく、みんなでひとつの教理を信じて修行し、現実（の自分）を超えようという集団です。

特に新・新宗教が持っているオカルト的な部分は、彼らの肥大化した自己愛を満足させる機能を果たすということができるでしょう。他人とは違う特別な自分が、特別な力を発揮できるかもしれない場だと思い込めるからです。

それともうひとつ、彼らは物質的に恵まれ、なんでもそろっている時代に生まれ育ちました。だから、もうものを求めたり金を追求したりすることに関心はありません。ないよりはあった方がいいだろうというくらいの感覚です。彼らは精神的価値に走るのですが、批判力と現実感がないととても危険なことになります。

会社で出世することも、事業を起こして成功することも同じです。あまり興味もないし、またそんなことが可能であるわけがないと彼らは思っています。

そこで前に言ったように、彼らは家族を作って家庭に帰り、そこに生きがいを見いだそうとします。

それはそれでいいわけだし、みんながみんなそこで満足できればいいのですが、一部の人たちにはどうしてもむなしさが残ります。やっぱりなにか、社会のなかでの自分の位置を確保したいという欲が出るのでしょう。精神的にも、自分に社会的な位置づけがあった方が安定します。

しかし、学校や会社という現実の場に自分が一定の場を確保できるわけがない。自分でそうわかっていますから、そのむなしさは結局新・新宗教のような精神世界に入っていくしかないのです。

そこには、学校や会社とは別の身分階層や価値観、秩序があり、空中に体を浮かせたり水のなかで坐禅を組んだりできるという超越夢想があります。だから、学校や会社ではだめでも、その集団に帰属すれば自分は受け入れてもらえ、一定の組織内での位置を保ちながらいまある現実の自分を超えられるかもしれない。そして、母親がささやいたように自分には特別な能力が備わっているのだから、その能力を引き出せるかもしれないと思ってしまうわけです。

さらに、そのような集団には独特の倫理観がありますから、その倫理観で自分の自己愛を保護して肥大させていけば、悪いのは自分ではなくていまの現実の方だ、だから集団の倫理観に従ってほかの人にも現実の過ちを知らせていけば、現実によってだまされている人たちを救うことにもなるという思い込みができますから、自分の自己愛を救世主的なものに転化することができます。そうして今度は他人をその教団に勧誘することになり、どんどん深みに入っていくのでしょう。

現在、新・新宗教などとはいわなくても、「自己啓発セミナー」とか「自己開発講座」などと銘打って、同じような集団が続々とできています。そこでは、みんなの前で自分のことをすべて話させます。若い世代の人たちは人を傷つけず、自分も傷つかないために暗い陰惨な自分の過去は決して人に話さないようにして育ってきています。そんな人たちに逆にすべてを言わせるわけですから、彼らにとってはまさに新鮮な体験なのです。

他人とのぶつかり合いを知っており、人と接することができる者にとってはまったく必要のないことなのですが、他人との心の結び方がわからない人たちにとっては、こういう場が魅力的なのかもしれません。つまり、ひとりでは自己表現ができないからです。それがおおぜいの人が集まると、集団催眠的な状態になって次々とみんなが自分のことを言っていきますから、「ああ、自分も言えるんだ」という気持ちになってつられて自分も言う。寂しい話だとは思いますが、現在そういう形でしか自分の本音を話せない人がおおいに増えているのです。しかし本来自己は孤独の中で見つけるべきでしょう。催眠的な集団で見つけるのは仮想の自己かもしれません。集団幻想かもしれません。

第五章

「いい人」よりも「必要な人」となるために

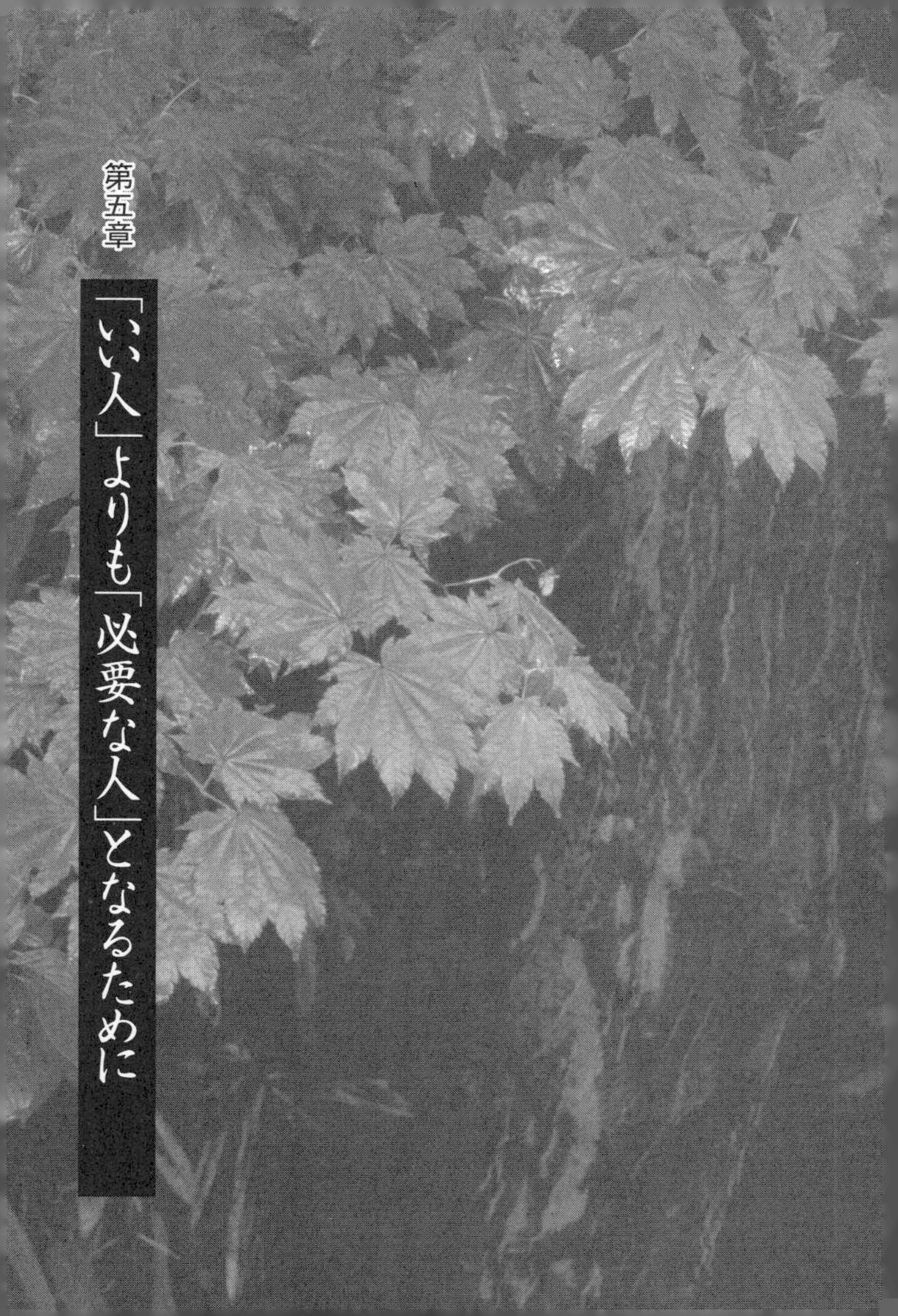

◆大人になるためのイニシエーション

いまの若者たちが陥っているアイデンティティの危機とは、彼らが他者との衝突を避けようとするあまり自分の本音が言えず、やがて自分の本音も自分自身がなにものなのかもつかめなくなってくるところにあるという言い方もできます。また家庭崩壊、親の育児能力の低下、共同体の崩壊は一層アイデンティティの成長を困難にします。そして皆の中に隠れ、自己は集団の中に漂うのです。ここでも自己主張しないことが日本的「つつましさ」「謙虚さ」という形の「いい人」とされるのです。しかし核なき自己は幼児でしかないのです。

そのように自分を庇護するために、自我が育たないまま年を重ねることになるわけです。そうすると、彼らを受け入れる社会の側が混乱することになります。

ところで昔からいろいろな民族の間で若者たちを育てる儀式が執り行われていました。これを「イニシエーション」といいます。

たとえばパプアニューギニアなどでは、子供が一定の年齢になると全員が親から二、三年引き離され、村から隔離された別の場所で集団生活を営むことになっています。そこで部族の長や長老から民族の神話やタブー、風習や儀式などを教わり、厳しい指導を受けるのです。

その期間を過ぎて帰ってくると、子供たちの顔つきは明らかに違っているそうです。その変化は母親がびっくりするほどで、その子が子供の自分とは決別したことが歴然とわかるといいます。

日本にも昔はさまざまなイニシエーションがあったのですが、いまはもうすっかりなくなってしまいました。元服、つまりいまの成人式がもっとも象徴的な大人になるためのイニシエーションなのでしょうが、実際にはすでにその機能を失っていると思います。

親が買ってくれた洋服や着物を着て指定された会場に集まり、芸能人が歌を歌ったりしたあと政治家が演説などを行って票集めをする、そのようなわけのわからない成人式がほとんどなのではないでしょうか。そんな偽善に満ちた成人式ならばイニシエーションとしての意味は持ちえないわけで、私なら行かない方がいいと思います。

日本人も含めて、人間が最初に遭遇するのは性にまつわる自然のイニシエーションでしょう。女性ならば初潮を迎えたときで、赤飯を炊いてお祝いをします。男の場合ははっきりしないのですが、夢精などやはり性に関する不思議な現象を体験して、友だちと話し合って意味を確認し、いわば性のイニシエーションを行うといえます。その意味では、女性の方がはっきりと儀式化されていて、意味も親が教えるわけですからイニシエーションとしての名残《なごり》はあります。

どちらにしろ第二次性徴は「自分」というあいまいなものから「自己」「個人」という明確なものに意識させる重要な出来事でしょう。しかしこれは生物学的現象を基にしており、心理学的基盤はいささか稀薄となるのが問題です。

そのあとに来るべき成人の心理学的イニシエーションがなくなったので、いつから大人になったのかが実質的にわかりにくくなってしまいました。そんな点でも、若者たちは大人になるきっかけをつかみにくいのかもしれません。

そのようなかで、ある程度だれもがくぐらなければならないイニシエーションとは、社会人になって会社に入り、企業で受ける社員研修だと思います。

企業は、「近ごろの若い者は幼稚だ」ではすみません。社員として一人前に育てなければ会社が成り立たないわけですから、あいさつのしかたから人との話のしかたまで教育します。教育担当者がいっしょに寝泊まりして合宿させ、昼は研修、夜はともに酒を飲んだりしながら親密さを結ぶ方法を体でおぼえるのです。だから私は、いま若者たちが人生のなかで最初に経験する大きなイニシエーションというのは、企業が用意するこの新入社員研修なのだろうと思っています。あるいは広く社会に入ることが、成人儀礼となっているのでしょう。「社会」という共同体の大きな部分を企業が請け負うようになったいま、そうなるのは必然でしょう。しかし企業は所詮利益社会（ゲゼルシャフト）ですから、そこが成人儀礼をすべてになうのはいささか疑問が残ります。

◆死と再生のイニシエーション

もう少しイニシエーションの話を続けましょう。イニシエーションは、人間が経るべき「通過儀礼」であると受け取ることができます。通過儀礼とは、文化人類学者のヴァン・ジェネップという人が提示した概念で、私たちがいくつかの人生の節目を乗り越える際に体験する儀式であるといいます。

たとえば私たちは生まれ、幼児期、子供の時期を経て成人になり、結婚して年老い、やがて死亡するわけです。それらの各段階は、それまであった一定の位置から離れ（分離）、中間的な状態を経て（過渡期）、新しい自分に統合されていく（再統合）のですが、そのようなプロセスを経ることによって当人は新しい社会集団の成員になったという自覚を持つことができるし、社会集団の側も再統合された彼らを受け入れるようになるという考えです。

それで世界の各民族には、誕生日、割礼、成人式、結婚式、葬式などの共通した儀式があるとされるわけです。

これは言葉を換えれば、人間は人生の節目節目に一度死に、再び生まれ変わって大人になっていくということを表しているのだと思います。たとえば先ほどの例でいうと、パプアニューギニアの民族が親から離れて集団生活を営むとき、最後に穴を掘ってひとりひとりがそのなかに入り、一昼夜を過ごすといいます。これは、子供の自分はここで死んだ、そして、大人としての自分が再生したということを儀式として体験しているのです。そのような通過儀礼を経て、彼らは母親すらおどろくような変貌ぶりをみせるわけです。

古来、日本にもそれに類したイニシエーションはいろいろありました。古代神道や仏教の山岳修行では、先達たちが新参の修行者の体を持ち、谷底に落とすようなかっこうをして戒を保つことを誓わせるといいます。それなども、新参の修行者は一度死んで、神仏と縁を結んだ新しい修行者として再生するイニシエーションだと思います。だから、山岳修行では山自体を母体であるとみなします。そのために、聖なる山を男女差別という意味ではなく女人禁制にしている例もあるという話も聞きます。

現に、私が子供のころも大人になるためのイニシエーションはありました。私の田舎では、成人している人たちが私たち子供をいかだに乗せ、沖へ連れていくのです。私たちは落とされることがわかっていますから恐怖心に震えているのですが、沖で情け容赦なく落とされてしまいます。それでアップアップして夢中でもがき、いつの間にか泳ぎを覚えてしまう。そしておぼれそうになったときに助けてくれるのです。これなども、典型的な死と再生を体験させて子供を大人に導く通過儀礼といえるでしょう。

また、多くの日本人が体験していることとしてお祭りがありました。昔はいまのようにおしゃれをして夜店を見て歩き、食べ物や買い物を楽しむというものではありませんでした。もちろん豊作や除災を祈願する神事が本来の意味なのですが、年上の人が子供たちを引きずり回し、伝統を継承するとともに死と再生を体験させるという意味も担っていました。

私の田舎にもけんか祭りというのがありました。隣町同士が二手に分かれ、みこしを担いで競争し合うのです。そして最後に、みこしを所定のところに置いた方が勝ちなのですが、その間にものすごいぶつかり合いをし、ケンカをするのです。みこしを担ぐ若い連中は命がけで、昔は毎年ひとりくらいは死んだものです。

しかし、いまはその祭りもなくなりつつあります。イニシエーションとは、ひとつの共同体の伝統や神話をみんなで共有して社会集団を保っていくための儀式です。その意味では、社会集団の価値が軽視されて急速に個人化が進んでいるということの現れなのでしょう。しかし、私たちはそれでも社会集団のなかで生きていかざるを得ないのです。

今やかつての成人するための通過儀礼はありません。したがって皆心の成長は遅れています。もっとも子供の方で成熟拒否をするのですから、皆大人になりたくないのかもしれません。しかし大人になることは逃げようがない現実ですから、それぞれ個性豊かな大人になっていってほしいものです。

私は小さい頃からボランティアを習慣づけることがたいせつだと考えます。

社会で病んでいる人、ハンディキャップを持っている人、老人との対話や世話は子供たちの視野を広げ、「人間」という広さから自分をみることができ、成長を促進し、ボランティアを通じて新しい共同体ができるのではないかと願っています。

◆ボランティアを通して「必要な人」になる

現代は、社会集団を失ってしまった時代といえます。あるのは、会社社会と家庭だけです。しかし、人間には社会的な自我を育成する場が必要ですし、平成の不況に陥ってからは会社社会もかなりのボロを出しはじめています。私たちは、自分の社会的な自我を育てる新しい場を模索しなければなりません。

昔は、自然に地域共同体のなかでの各家の役割が決まっていました。つまり、ボランティア活動などという言葉を使わなくても伝統によってその活動の内容がおのずと決まっていましたから、みんながあたりまえのこととして自然に行い、役割を果たしていたのです。そういう役割を拒否すれば、逆に村八分といって共同体の側から排除され、そこでは生きていけなくなってしまいます。

ところが、いまはそのような地域共同体がなくなってしまいましたから、地域のなかでボランティア活動をしようと思えば、それぞれの人が自発的に考えて行わなければなりません。いまのところ私たちはそのような習慣を失っています。しかし、いちがいにそうとばかりもいえません。先日私は自分の故郷に帰りました。私の父は脳血栓で寝たきり状態です。母一人で家を守っているのです。その母に近所の人々はびっくりするほど協力してくれるのです。母は心から感謝していました。人間は捨てたものではないとつくづく私も感謝し、感慨にふけったものでした。

阪神淡路大震災のときに被災者たちが学校のグラウンドや体育館に集まり、そこで自然発生的にボランティアが行われました。あのときに全国から学生たちが集まりましたが、実際に地域住民のために役立ったのは地元に住んでいる人たちでした。

そのボランティアの中心になったのは、地元でもそんなに目立つような人々ではありませんでした。なにか集会があるときにあいさつをするような人ではなく、ごく普通の目立たないおじさんやおばさんが自然にリーダーシップをとってみんなを指導しているのです。私はこれを見て、人間というのは混乱のない平和なときと混乱のあるときでは力を発揮するタイプが違うのだということを知らされました。混乱があるときこそほんとうのボランティアが生まれ出てくるのです。

ですから、現代の平和で共同体がなくなってしまった日本では、ボランティアは成立しにくいけれども、日本がもっと貧困であればみんながお互いに助け合うと思います。しかし、いまさらもう一度そんな時代を招くわけにはいきません。だから私は、ボランティアを小学校の頃から高校まで学ぶべきだと思っています。そのようなこともなく、ひとりひとりがバラバラに生きているだけなら、だれでもいつかは人は冷たいなどと嘆くことになるでしょう。助け合う人間としての共感は人間にはなくなることはないと思います。それをどう掘り出し、作りあげるかが私たちの課題でしょう。

◆学校を中心にしたコミュニティづくり

地域共同体が不在であるために起こっているさまざまないまわしい事件とい

うものもあります。なんとかしなければなりません。

たとえば幼女連続殺人の宮崎勤被告なども、人とどうつき合っていけばいいのかわからず、地域でも学校でもいつも孤立していました。おじいちゃんだけが頼りだったという非常にひ弱な男です。だからそのおじいちゃんが亡くなったときにキレてしまったわけです。そして自分と同じ年ごろの対等な女性は怖いからといって、小さな子供に自分の鬱屈した欲望のほこ先を向けました。彼には、対人関係を育てるべきコミュニティが欠如していたのです。

彼は塾へ行き、地元から離れていきました。そして地元から遠い高校に行ってしまい、ますます地元のコミュニティからずれていってしまいます。そしてどんどん孤立を深めていくわけです。

神戸で小学生を殺害し、その首を校門にさらした少年も、周りの子供たちや母親たちは彼が小学五年のときから猫殺しをしていたことを知っていたといいます。なぜ彼らは少年の行為を止めなかったのでしょうか。なぜ親や学校の先生にそのことを言わなかったのでしょうか。それは問われなければならない問題です。

つまり彼らに共通していることは、地域のコミュニティを失っているということです。そして同時に、近所の友だちを失っているのです。勉強という共通の土俵に上がっても、好奇心に基づく勉強ではなく競争して蹴落とし合うことにしかなっていません。運動会や遠足などという行事にしても、今では十分共同活動、協調活動ができず、先生方は困っているのです。

そうはいっても、ではいまどういうところにコミュニティが可能なのかと考えると、やはり幼稚園や保育園、学校というところしか考えられません。もはや、学校以外のところに子供たちが集まる場所はなくなってしまいました。しかし、逆にいえば親も子供のつながりで学校には集まることができるのです。だから、これからは学校を中心としたコミュニティを作っていくというのはひとつのアイディアだと思います。

たとえば、学校でなにか地域の行事をしたり、みんなで不用品を持ち寄ってチャリティバザーを開く。または学校を中心にしてみんなで近所をきれいに掃除するとか、レクリエーション大会やスポーツ大会を行うわけです。そのようにして新しいコミュニティを切り開いていく可能性はあるのではないでしょうか。

ところが、そこにまた別の阻害因子があります。どういうことかというと、そのコミュニティが可能な唯一の場かもしれない学校を、日曜日は使わせないなどという動きが多くなってきているのです。それでも今度は土曜日が休みになったではないかと期待すると、子供たちは塾で土曜日はむしろ勉強の波が押し寄せる日になっている。そのため運動会をやめようかとか遠足をやめようかという動きも起こっているのです。ですから、ますます子供たちや親たちが勉強以外のところでつき合えるチャンスはなくなっているのです。それが実態なのですが、そのことを認識していない学校サイド、文部科学省サイドには非常に問題があると私は思っております。「ゆとりのある教育」というふれこみですが、子供にゆとりができるというより教師にゆとりを与えるだけなのです。

◆「いい子」から脱皮するチャンスとしての恋愛

再び個人に目を投じてみましょう。前述のように学校サイド、文部科学省サイドというような制度の問題があるなどという場合も、やはりぶつかり合うことを避ける人たちは、自分たちで新しい規則づくりをしようとか慣例づくりをしようとはせず、問題をすべて前例に任せ、政府に委ねるだけです。

たとえば選挙などのとき、彼らは自分なりの意見があってもこう言います。「まあいいや。どうせ決めるのはお上だ。あの連中はつまらないことしかやっていないけど、自分が一票入れたところでなにがどう変わるわけでもないし、めんどうくさいだけだ。おれたちはおれたちで生きる。政治家は政治家で勝手にやればいいし、お役所はお役所で好きなようにやればいいのさ。おれたちは自分の個人的な生活が守れればいい」と。

このような不景気の世で実際に個人的な生活を守るためには、実は政治家を動かしていかなければどうにもならないのですが、みんながそういうことは無視して個人の生活に戻ってしまいます。みんなが問題を避けて逃げて自分という穴蔵に入っていくだけで、自分たちの国の危機をどうにかしようなどとは考えません。政治にも社会にも無関心で、ただ自分のささやかなナルシシズムの世界に入っていくだけです。

そのような人たちを別の角度から見れば、おとなしくて実にやさしいいい人たちです。いい子たちです。それはいままで何度も繰り返してきたように、親の敷いた路線に乗っかり、自我を育てずに年を重ねてきている現れで、アイデンティティの危機を抱えている状態なのです。彼らはいい人、いい子の仮面を脱ぎ、本来的「いい子」の自分を表現する必要があるのですが、それは可能なのでしょうか。

可能ならしめるひとつのきっかけは、「恋愛」です。恋愛は母親を卒業するチャンスです。なぜならば、好きな異性と遊んでいればお母さんは必ず、「いまなにをしなければいけないときかわかっているの！」ということを言ってきます。そうなればほかのときと違って、「おれの勝手だ」「私の自由でしょ」と反抗せざるを得ません。

そのように、異性は母親から離れるひとつの手がかりになります。恋愛をきっかけにしてお母さんに逆らい、自分の気持ちを大事にすることができれば、やがて自分はこういう仕事をしていきたいとか、社会のなかでどう生きていきたいという自分なりの意見が言えるようになってきます。つまり自己決定能力が育っていくのです。恋愛の持つ力は大きいもので、甘い世界だけではなく、自分を育てる要素も兼ね合わせて持っているということです。

少し前まではだれにでも反抗期というものがあったのですが、いまはこの第二次反抗期は消失しているのです。反抗期の経験なしに体だけ成育してしまうのです。大人の顔をした大きな子供なのです。そして、現にそういう人が多くなっています。彼らに共通なのは、男か女かわからない中性の顔をしてアパシーで無表情なところです。

つまり、体だけは大人でもお母さんに操縦されているペットなのです。生きているのか死んでいるのかわからない、自分の人生を放棄した生き方がそのような表情を生み出すのでしょう。そのような人たちは恋愛ができませんし、仮に結婚しても伴侶にばかにされて離婚に至ることが多いようです。そのような人は母親にとっては「いい人」なのです。

そういう事象をみると、いまの若者には親から離れた彼らだけの集団が必要だと思わざるを得ません。そのなかで自己主張をし、アイデンティティを作っていくことがたいせつなのです。

ところが、そのような集団がどこにあるのかと見渡すと、塾やら習いごとやら勉強やらなにやらで、若者たちの世界はみんな寸断されてしまっています。だから、自己を取り戻すきっかけを外に求めるのが非常に難しくなっている。結局、恋愛のような強烈な体験で自分と親とは違うぞ、自分はこういう人間なんだというものを作り上げていかなければ自己回復は困難な時代なのだということを強く感じます。

◆成熟社会が直面する「倒錯の時代」

恋愛をきっかけにして自分を見つけられる人はいいのですが、いまは恋愛はもちろん、結婚もしないというシングル指向の人が増えています。彼らは独身であることを別に気にしていません。むしろこちらの方が気楽で時代の先がけとばかりにシングルを選ぶのです。その意味では、日本人の家族形成力そのものが弱くなっていると感じます。

その結果、日本人の人口の減少が一層進むのです。社会学的にも文化が進んで過密が起こってくると、どうしても家族形成力が弱まるということはいえます。自然淘汰的に、自然に人口増加を防ぐような作用が働いて子供を作らなくなるということなのでしょう。

だから先進国では同性愛が多いのかもしれません。同性愛なら子供ができないからです。このように、人間が過剰に密集すると反自然現象が起こってきます。倒錯です。

過去の歴史をみても、文化が進んだときに倒錯的な傾向が顕著になるということはできます。ギリシア時代、ローマ時代、いずれも文化の絶頂期に皆倒錯が起こっています。そしてギリシア・ローマの民族はみずから滅んでいっているのです。そこに現れたのは、野蛮で文化の遅れたゲルマン民族でした。

結局、野蛮で文化の遅れた民族の方が生物的な活力があり、文化の進んだ国を制してしまうのです。一見、文化人の方が合理的な武器や作戦を駆使できて有利なのではないかと思われますが、実際には違うようです。現に、ゲルマン民族の次に現れて世界を制したのは、イギリスを中心とした海賊たちの民族でした。

海を自由に行き来できる彼らは、探検と銘打って世界中を経巡《へめぐ》り、次々と未知の国々を植民地にして支配していきました。そして、自分の国や侵略した国のアウトサイダーたちをそれらの国々に送り込んだのです。そのなかのひとつがアメリカでした。だから、ほんとうはアメリカはイギリスを中心としたヨーロッパの貧乏人やならず者が集まった国なのです。

ところが、今度はそのアメリカが世界を制してしまいました。いまではアメリカは世界を代表する文化国ですが、アメリカは実は世界の貧民やならず者が集まってできた国なのです。そしていまは、その荒くれ者たちは洗練され、文化的にきれいに整って豊かになりました。そのようにものが豊富になって人口が密集してくると、やがて倒錯が起こってきます。

ホモ、レズ、麻薬の乱用、狂信集団の乱立と、いまのアメリカは倒錯ぶりをあらわにしています。それはある意味では文化の爛熟期に到っているのかもしれません。

◆必要とされる父親、母親の役割

日本も例外ではなく、衰退期に入っているといえるでしょう。では、もう対処のしようはないのでしょうか。そんなことはありません。私はまだまださまざまな可能性があると思っています。

難しいことではありません。家族レベルでいえば、ひとつは夫婦が仲よくすることです。お父さんとお母さんが連合することです。

繰り返しになりますが、いまの日本の家庭でなにが問題なのかというと、お父さんは仕事にかまけて家庭を顧みず、お母さんはそんな夫に幻滅している分、子供に自己実現を託します。その結果お母さんは子供を全面的に管理しようとし、子供はそんなお母さんに自分を預けてしまうわけです。

これでは、子供は人間の言うことをよく聞くペットと同じといわざるを得ないでしょう。こうしてお母さんにべったりと寄り添われて過保護になってき、子供は自分の自我を十分に育てる間もなく競争世界に投げ出される。その競争世界のストレスに耐えきれない子供の自我は、無意識に自分を責めようとしながら母親にほこ先を向けて家庭内暴力を引き起こしたり、自分のなかで病理となって現れて家庭の不幸を招いたりしているのです。

そのような不幸が子供の対人関係能力を阻害し、倒錯を生み出して社会全体が活力を失っているということもできるでしょう。だから、いまはその不幸を改善しなければなりません。

不幸の原因は、いまみてきた通り夫婦がすれ違い、あまりにも子供を中心にした家庭を築き上げてしまっているからです。子供は夫婦の宝です。なによりもかけがえのない存在ではありますが、あまりにも子供べったりになってしまうことで、逆に夫婦間に齟齬を作っていることも多いのです。そして、未成熟な自我から生まれた子供の横暴を許し、子供を家庭の権力者にしてしまっている場合も多いのです。

確かに子はかすがいですが、子供はやがて必ず親のもとを巣立っていきます。そのとき残されるのはお父さんとお母さん、つまり夫婦です。本来、家庭は夫と妻がいて成り立つものでしょう。ですから、家庭では子供よりも夫婦が中心でなければならないのです。

その意味で、私は夫婦の復権こそがたいせつだと思います。お父さんとお母さんの連合がしっかりとできている家庭ならば、家族それぞれの役割もできてきますし、家族のバランスが取れてきます。さらに子供に対して、「私たちは夫婦であり、親としてあなたに対処しているんですよ」ということをはっきりと宣言していれば、子供はうかつに親の世界には入れません。それが親と子の間に一定の距離を作り、子供の自立を促すことになるのです。

子供がお母さんとべったりくっついていれば、自立心が育つすきまがありません。また、そこにお父さんが入ろうなどとすると、「うるさいんだよ」と母子から拒否されることになります。だから、母子密着の状態になる前に、夫婦連合をしっかり確立することがとてもたいせつなのです。

◆「いい仕事」をするために必要な遊び心

ところで、会社で仕事をしているお父さんたちの状況はどんなふうになっているのでしょうか。おそらくは仕事に追われ、休日で家にいるときもそのことが頭から離れなくて気になり、「会社に行っている方が気が休まるなあ」などと感じながらゴロゴロしているのではないでしょうか。いつもなにかに追われているような焦燥感が、心のなかに定住しているといった感じで毎日を送っている人が多いのだろうと思います。

日本人は遊びがへたです。遊んでいるときも仕事のことを考えていたり、または遊び自体を仕事みたいにしてしまって遊びでストレスを作ってしまったりします。でも、遊びは心の健康のうえでも非常に大事だし、人間の文化を創造していくうえでも欠かせないものなのです。

実は、私自身もいつも仕事に追われています。ところが、私の場合は仕事をしていてもあまり仕事とは感じていないのです。もちろん患者さんと話している内容は深刻なのですが、でもお互いに気が合ってくると、その話をけっこうおもしろがって聞いたり、患者さんもだんだん話が楽しくなってきたりと、いつの間にか双方が遊びの領域に入っているということがしょっちゅうあります。

だから、私の精神療法は笑いが多いといわれます。私もだじゃれが好きですし、患者さんからよく、「先生、つまらないおやじギャグばかり言ってないで、今日はまじめに話を聞いてよ」などと言われてしまいます。

私にとっては、仕事は遊びなのです。そんなことを言うと不謹慎だと怒られるかもしれませんが、ウィニコットというイギリスの有名な精神分析医は、「精神療法は遊びである。遊びのない精神療法は本質を欠いている」と言っています。これを読んで、私は納得しました。ほんとうにそうだと思います。遊びという自由さがなかったら、心の交流などできません。逆に心の交流ができると、遊び心が生まれるともいえます。そしておもしろみが出てきて、仕事をしているんだけれども遊んでいるような楽しさを味わえるのです。

その意味では、仕事も本来遊びなのだと思います。ところが、ドイツ人や日本人はどうもその点が不器用です。ドイツ人は、「仕事はベルーフ」、つまり神の思し召しだなどと言って仕事を神聖視してしまうし、日本人も労働神事説といって、仕事は神さまから与えられた聖なる労働だと考えてしまいます。

でも、仕事はもっと楽しみながらやっていいものではないでしょうか。そうでないと、ほんとうにいい仕事はできないような気がします。あの偉大な発見をして近代科学の基礎を築いたニュートンも、「自分はただ海辺を歩いていて、きれいな石を探しただけだ」という意味のことを言っています。たしか、アインシュタインも同じようなことを言っていたはずです。

私もその通りだと思います。仕事、仕事と肩ひじを張っている人は、決まりきったことをこなすしかないのではないでしょうか。仕事を自分なりにおもしろくし、自分の個性に合ったものにしていく。こういう工夫は遊びや楽しみにつながっていくのですが、仕事はそういうふうに変換していかなければならないし、そのように変換できた仕事こそ役に立つ仕事になるのだと思います。

私たち日本人は、仕事においてあまりにも生《き》まじめすぎます。生まじめとは、言葉を換えれば決まりきったことをコンスタントに繰り返すことです。だから日本の企業もだんだん遊びを失い、活力が低下してしまうのです。「まじめ」は「いい子」の始まりですから。

いまたいせつなのは、その生まじめさからちょっとズレるというべきか、逸脱することです。逸脱とは遊び心です。その逸脱したところから別な視点で仕事を見直したり、生きることを見直すことがとても大事なのではないでしょうか。ニュートンのような大発見ではなくても、自分なりの人生上の発見、仕事上の発見などというのは、逸脱なくしてはありえないと思います。

以前、吉本隆明さんとお話をしていたとき、今いちばん創造的な生き方はアメーバーのような生き方ではないかと語り合ったことがあります。直線コースをパーッとまっすぐ走るのではなく、あっちへ行ってみよう、こっちへ行ってみよう、この食べ物を食べてみよう、あのへんを探ってみようと、のらりくらりとアメーバー運動ができる路。決まった価値とか決まった路線、決まった前例を踏襲するのではなくて、アメーバーのように動くのが遊び心を持った人間本来の生き方ではないかと話し合ったことがあるのですが、いまでもまさにその通りだと思っています。

◆一休禅師に学ぶ逸脱と帰還

ただ、逸脱とはいわばレールからはずれてしまうことですから、そのまま戻れなくなるのではないかという不安を持つということはあるでしょう。しかし、最初から戻ろうとしているのでは遊びの意味は半減です。それなら前例に従って生きればいいということになってしまいます。

もっと自分の力を信じることです。戻れるかどうかなどと不安を抱くよりも、いつも、何度も行ったり来たりするつもりで逸脱しなければ意味がありません。浄土真宗を開いた親鸞聖人は、「往相《おうそう》と還相《げんそう》」ということを述べています。阿弥陀仏を信じて極楽に往生したら、行きっぱなしではなく、いつでも苦しみにまみれたこの世に帰ってきて衆生《しゅじょう》を救わなければならないということを説いたのです。この極楽に行くことを「往相」、この世に帰ってくることを「還相」と呼んだのですが、逸脱も自分の往還の力を信じることがたいせつなのだと思います。

仏教といえば、室町時代の禅僧一休和尚も逸脱の人でした。一休は、人生で二回も自殺未遂をしています。それだけ真剣に生きるということに悩み苦しんだのですが、そうかと思うと、お正月でみんなが浮かれているときに棒の先に骸骨をつるし、「さあ、これが人間だ。どんなに浮かれていても、こうやって正月を迎えるということはあなたたちもみんなこれに近づいているんだぞ」とばかりに人々に見せびらかしたといいます。そんなふうに逸脱ばかりしていたのですが、その行為の裏には、「みんな、だからもっと根本的に生きるということを、人生を考えてみようじゃないか」という彼の強烈なメッセージがあったのです。

一休は書道の達人でもありました。ある人が彼に「心」という字を書いてほしいと頼むと、一休は巻き物状になっている紙を用意させ、心という字をどんどん長く紙の端から端まで伸ばして書いたということです。見ている連中はこれでは飾ることもできないと焦ってしまいましたが、一休は平然と、「心というのはこれくらいつかみどころのないものだ」と言ってのけたといいます。

また、一休は亡くなるまで若い目の不自由な女性と性の放逸をし尽くし、逸脱しっぱなしの人生を送りました。しかし、その根幹には、用意されたレールの上を走るような仏教では、仏の教えにも人間の本性にも反する、人間のなかには仏性というものが備わっているのだから、いくら逸脱しても本質的なところからはずれるはずがないという自信があったわけです。逸脱しても、自分のなかの仏性が必ず戻るべきところに自分を戻してくれるんだという確信があるから往還ができたのです。

◆逸脱を恐れる「いい人」たち

ところが、世の「いい人」たちは逸脱を恐れます。そして、「自分には力がないし才能がない。逸脱なんかしたら、すぐ消されてしまいます。だから私は私でいいんです。この道でじっくり行きますよ」と言います。でも、それはひきようです。人間には必ず自分の奥に自分らしさというものがあります。遺伝的にいっても、人間はひとりひとり違うのです。その自分らしさを発掘するという作業を怠っているという意味で、彼らはひきょうなのです。自分らしさを発掘していけば、気がついてみるとそこにある種の逸脱があるのです。

その作業は苦痛かもしれませんが、それがその人の創造性というものです。その人なりの逸脱の経路をたどって自分らしさを求めること、それが人生を生きるということであり、アイデンティティを確立するということなのです。

考えてみれば、リストラとは外からやってくる逸脱といえるのかもしれません。だから最近、「リストラ幸福論」などという言葉が聞かれるのですが、これはリストラに遭って結果的にいままでしがみついていたものがなくなったとたん、心が楽になったという現象をいったものです。

仕事を辞めて生活は苦しくなったけれども、しがらみから解放されたら世間が違ってみえてきたというわけです。「いままでこんな現実をたくさん見過ごしてきたんだ。こんなにおもしろいものがいっぱいあったのに」と気づいて報告してくれる患者さんも多くいます。

いまやリストラの嵐は現代人を容赦なく襲ってきていますが、深刻に悩んでばかりいてもなんの解決にもなりません。自分を被害者意識から解放し、「たまには世界を変えて見るのもいいものさ」と居直ってみてはどうでしょう。

会社に忠誠を尽くし、会社を通してしか世界を見ていなかった自分は、ある意味では自分を見失っていたようなものです。リストラを天から与えられた転機と考え、新しい生き方を尋ねあててみようではありませんか。

少年野球に夢中になっている子供は、スランプや大きな壁にぶつかったときに悩み苦しみます。そしてそれを越えられないとき、場合によっては自殺したりする子もいたりするのです。でも、その子供を笑える人はいないと思います。私たちもみんな同じではないでしょうか。仕事という壁にぶつかってそれを越えられず、人生を放棄してしまう人はあとを絶ちません。

しかし、考えてみれば野球はたかだか野球です。少年にとって、野球がだめならサッカーだってテニスだってあるはずです。そういう目を持てれば、野球のなかでもきっと抜け道を見つけ出すことができることでしょう。そしてそれと同じように、私たちも「たかだか会社」という目を持てれば、必ず活路は開けるはずです。

逸脱は本来だれにでもあることです。そして、逸脱こそが活力の源泉だと考えて、逸脱することもさせられることも恐れず、前向きに人生を生きていこうではありませんか。

『梁塵《りょうじん》秘抄《ひしょう》』(平安時代後期の歌謡集）にあるごとく、人間は人生全体を見回し「遊びをせんとや生まれけむ」に至るものかもしれません。それが本来的な「いい人」なのではないでしょうか。

おわりに

私の今までの臨床経験においても、多くの患者さんはきわめて「いい人」「いい子」として育てられてきた人が多いものでした。その「いい人」「いい子」が、なぜ病的な世界に迷い込んでしまうのか、という分析と、いささか皮肉な見方かもしれませんが、彼らが「いい人」「いい子」であることによって自己弁護をしているのではないかということを、私は本書で指摘したかったのです。

しかしそれは決して、患者さんだけの世界ではありません。私自身にもあてはまることなのです。ですから第三者的立場で淡々と述べたつもりはありません。患者さんの世界を見つめつつ、私自身も、「いい人」でありたいと思うあまり、「やさしさ」と「弱さ」の葛藤をくり返す自分を見つめ直していたのです。

「いい人」は真面目さというものが要求されます。真面目さが「いい人」を表す最も代表的な言葉です。しかし、真面目さというものを、規則を守り完全癖で、遊びを無駄とするものと考えるならば、私たちは不毛な社会を作り出すでしょう。このような真面目タイプは、変化に弱く、規則や前例に寄りかかり、自分の頭で新しい生き方を探ろうとしない人です。

既成の生き方、母親や先生の指導、塾の先生の指導、父親の指導に従っていくのが、彼らの言うところの「真面目な子」なのです。そしてまた、そのような人が「いい人」と呼ばれてしまうのです。これは実に危険なことです。

子供の世界でも、多くの人と遊べば遊ぶほど自己中心的、自己愛的な考えから脱しやすいものです。それと同時に、遊ぶことによって感情のコントロールや対人関係を学び、人の心への共感というものが自然に身についてゆくものです。このように子供にとっては、遊びというのは、最大の学びであるということを知らなければならないでしょう。

しかし、このような子供たちの遊びを抑制しているのは、まだまだ根づよいこの国の学歴信奉です。私は精神科医という立場上、さまざまな教育現場におもむくことがありますが、それが偽らざる感想です。いい大学に入るためにはいい高校、いい高校に入るためにはいい中学、いい中学に入るためにはいい小学校、そしていい幼稚園、全てがこの学歴社会に縛られ、遊びが喪失してしまっているのです。このような中で対人関係はきわめて薄くなり、また仲間作りが下手になり、それによって会社ではチームワークが作りにくい状況となり、叱られればすぐに傷つき、会社を辞めてしまうという若者が多いという現実になっているのです。

このようなことを防ぐためにも、特に小学校高学年から中学校の同性仲間で遊ぶ、いわゆる「チャム」あるいは「ギャングエイジ」というものの復活がぜひ要求されるべきです。

日本の学歴社会が歪んでいる証拠に、大学に入ってからの学力が世界に比べるとかなり落ちてしまうことがあげられると思います。社会に出る前の一番能力とエネルギーを必要とするときに、彼らは疲れてしまっているのです。日本の学歴社会がいかに愚かであるかということはだれでも気づくことでしょう。

この学歴社会が、子供にとって一番大事な遊び集団を失わせているのです。そして対人関係を無視し、いろんな好奇心を無視し、ブロイラーのように知識を詰め込む子を母親は「いい子」と称しているのです。

このような「いい子」は本当に社会に役に立ってくれる人物でしょうか。答えは当然「ノー」です。私たちは母親から愛情の真綿でくるまれるのではなく、母親から自立を勝ち取り、自己主張をし、自分の行動に責任を持って生きることができる人間を期待するものです。そういう人間こそまさに「いい人」

なのです。そしてそのような「いい人」というのは心の柔軟性があり、遊び心があり、ユーモアがあるものです。

遊び心というのは、いわばユング的な「トリックスター」といわれるものであろうと私は思っています。トリックスターというのは、自己と他者および周囲を撹乱《かくらん》する形で新しい生き方を創造しようとする人のことです。彼らは常識的なるものと異端、高級なるものと下品なもの、本音と建前といったことを、時には風刺したり、さらにまたユーモアという形で表現します。そして、それらを一つの鍋に入れ、溶かし、新しい考え、新しい創造的なものを生み出すものだと考えられます。

トリックスター的な行動こそ、このような混乱した社会、あるいは膠着《こうちゃく》した社会に要求されるものです。したがって、私たちが目ざす「いい人」像とは、このような遊び心を持ちつつ、自分にふりかかるさまざまな人生の問題に積極果敢に立ち向かい、力強く創造的に乗り越えてゆく人だと、私は考えるものです。

これからの社会に必要とされる「いい人」と考えているのは、ある意味で荒々しくも自分の信念に従って世の中を航海し、旅を続け、その旅の途上でさまざまな好奇心から栄養分を取り込んでいく人のことです。そして、自分の根源的なアイデンティティを見つけ、さらに奥にある人間であることの本質に達することができるなら、その人こそ本来の「いい人」であると考えています。

このように表現すると、「いい人」であることはいかにも難しいと思われますが、私は「いい人」ということで病的な形に陥っていく人たちに対する警告として、あえて強くそのことを主張したいのです。

一九九九年二月

町沢静夫

著者紹介

町沢静夫（まちざわ　しずお）

精神科医・医学博士。1945年新潟生まれ。東京大学文学部心理学科、横浜市立大学医学部卒業。東大付属病院分院神経科、国立精神・神経センター保健研究所室長を経て、94年に「町沢メンタル・ヘルス研究所」を開設。

著書に、『告白 多重人格』（海竜社）、『ボーダーライン』（丸善ライブラリー）、『心の健康ひろば』（駿河台出版社）、『弱い心をどこまで強くできるか』（講談社＋α新書）、『成熟できない若者たち』（講談社文庫）、『ボーダーラインの心の病理』（創元社）、『醜形恐怖』（マガジンハウス）など多数。

〈町沢メンタル・ヘルス研究所〉
連絡先☎03（5996）9411

この作品は、1999年３月にＰＨＰ研究所より刊行された。

PHP文庫　なぜ「いい人」は心を病むのか

2003年5月21日　第1版第1刷
2005年3月14日　第1版第7刷

著　者　町沢静夫
発行者　江口克彦
発行所　PHP研究所
東京本部　〒102-8331　千代田区三番町3番地10
文庫出版部　☎03-3239-6259
普及一部　☎03-3239-6233
京都本部　〒601-8411　京都市南区西九条北ノ内町11
PHP INTERFACE　http://www.php.co.jp/

制作協力
組　版
PHPエディターズ・グループ

印刷所
製本所
凸版印刷株式会社

ISBN4-569-57953-1

PHP文庫